在宅医療の技とこころ

在宅医療臨床入門

改訂2版

いらはら診療所/国立長寿医療研究センター　和田忠志　著

南山堂

シリーズ「在宅医療の技とこころ」に寄せて

いらはら診療所　和田忠志

　このたび，南山堂より，シリーズ「在宅医療の技とこころ」が発刊されることになりました．わが国において，超高齢社会の到来とともに，在宅医療や緩和ケアを身につけた医師が必要であることが広く認識されています．この社会背景の中で，本シリーズが出版されることは，非常に時機を得たものと思います．

　本シリーズは，どこまでも「在宅医療を実践する立場」で，わが国の実践者の中でも，特にすぐれた活動を行っている方々に，各巻の編集を依頼いたしました．そして，編集の先生方には，現場に即した「実践の智」を読者の方々に伝えられるような本作りをお願いしました．また，各巻のテーマについても，在宅医療で遭遇する頻度が高く，かつ，重要な問題に重点を置いてテーマを選びました．これから在宅医療を始めようとする方にも，すでに在宅医療をされている方にも，また，在宅医療に関心のある臨床研修医の方にも，使っていただけるシリーズであると信じます．

　このシリーズが，わが国の在宅医療の推進に少しでも役に立てれば，という願いをこめて，世に送りだしたいと思います．

第2版　まえがき

　初版から9年の時間が経過した．私も若いつもりでいたが，すでに医師としての活動のかなりの部分を終え，経験を後世の世代に受け継ぐべき年齢となった．この間に，この書を多くの若い医師たちに読んで頂き，深く感謝致している．

　この9年間に在宅医療をとりまく状況は大きく変化し，在宅医療自体も大きな進歩を遂げた．国の在宅医療関連政策は，高齢者を主な対象として推進された地域包括ケアシステム構築から，全年齢を対象とする地域共生社会の構築が目指されるようになった．

　私たちは，心ある臨床家によって1970年代から80年代にかけて実践蓄積された初期の「現代の在宅医療」を受け継ぎ，試行錯誤を重ねてきた．私たちは，在宅医療を行う医師はマイノリティであると考えてきたが，在宅医療は少しずつ市民権を得て，今はわが国に，ほぼ定着した感がある．若い医師たちの活躍も目覚ましいものがある．

　私たちも努力してきたが，なお，在宅医療推進における問題は山積している．団塊の世代が後期高齢者となる都市部の問題，もはやコミュニティを維持できなくなりつつある過疎地の課題，小児在宅医療の課題など，である．若い世代の医師たちが果敢にそれらの課題に対決し，在宅医療の未来が切り開かれることを信じて，再度，この書を世に送りたいと思う．

2018年2月

和田忠志

初版　まえがき

　私は親しい友人二人（前田浩利，川越正平）と千葉県松戸市に，あおぞら診療所を開設し，十年の歳月を迎えた．私たちはプライマリ・ケア全般に深い関心を持ってきたが，おびただしい在宅医療のニーズに応えているうちに，いつのまにか在宅医療の専門家と言われるようになってしまった．

　私たちはこの十年で1700名の在宅患者さんを診療させていただき，実に多くのことを教えて頂いた．そのエッセンスを本書に記載しようと試みた．もとより，臨床家は目の前にある現実への対応が本業であり，「一瞬一瞬消えていく自らの行為」に情熱を注ぐものである．優れた臨床家は，その瞬間に力を尽くすことに関心があり，それを書いたり残したりすることに興味を持たないことが多い．なぜなら，紙の上に残されたものは形骸に過ぎないからである．

　そのような大きな制約はあるものの，在宅医療を実施するにおいて，重要な観点や手法を，私なりに実用的な形で言語化して読者の方々に伝えたいと思って書いてみた．私の能力の乏しさから，紙面に尽くしえたことは多くはないが，読者の方がわずかでも私たちの経験からヒントを得ることがあれば幸いであると思う．

　また，この書を読んだ諸賢のご批判をぜひ賜りたいと思う．

　　　2009年3月

　　　　　　　　　　　　　　　千葉県松戸市にて　　和田忠志

目次

序論 現代の在宅医療　1

旧来の「往診」による在宅医療と「現代の在宅医療」………1
- A. 自宅での医療の水準が高かった時代と「現代の在宅医療」…1
- B. 病院医療の光と影…………2
- C. 現代の在宅医療がより要請される社会背景……………4
- D. 「現代の在宅医療」は24時間対応を医療技術的必然として有する…4
- E. 在宅医療と多職種協働………5

第1章 在宅医療の導入　7

1 初診の患者さんに往診を行うべきか……………7
- A. 初診の往診依頼に対する考え方…………7
- B. ADLの低下していない方などの往診依頼に対して………8
- C. ADLの低下した方からの往診依頼………………9

2 往診導入面接………………9
- A. 治療契約を明確にすること…9
- B. 大まかな治療方針の確認…10
- C. 病院からの（事前）情報収集………………11
- D. 病院内での退院前カンファレンスの実施………………13

3 医療に関してネガティブな印象を持っている患者さんに対して………………14

4 訪問時の一般的な留意点……15
- A. 服装について……………15
- B. 自宅に入る際……………15
- C. 自宅に入ってから…………16

5 初回訪問時の対応……………16
- A. 初回から数回の訪問………16
- B. 湯茶などへの対応をどうするか………………16

6 導入初期の臨時往診や臨時訪問看護………………17

第2章 在宅医療を行うにあたっての留意点　19

1 医療材料や薬を自宅で取り扱うにあたって………………19
- A. 食物と同じ清潔さで医療材料や薬を取り扱う……………19
- B. 食物と同じように扱うよう患者や家族に伝えることで物品は清潔に取り扱われる………20

vii

- 2 アナフィラキシーショック
  への対応 ……………………20
  - A. 通常の準備 ………………20
  - B. 医師訪問におけるスタッフ人数
    ……………………………21
  - C. 訪問時の対応 ……………21
  - D. アナフィラキシーショック発
    生時の対応 ………………22
- 3 針刺し事故（血液体液曝露事故）
  ……………………………………22
  - A. 予防策 ……………………22
  - B. 事故時の具体的な対応 ……23
- 4 交通事故への対応 ……………24
  - A. 交通事故が生じたときの
    対応 ………………………24
  - B. 大事故に備えるために ……25
- 5 在宅療養現場で働く看護師の
  危険性への対応 ………………25
  - A. 性的被害・暴力行為 ………26
  - B. 腰　痛 ……………………26

第3章　診察　29

- 1 必要な診療機器 ………………29
- 2 問診と家族からの病状聴取 …30
- 3 身体所見 ………………………30
  - A. 自宅での動きを診る ………31
  - B. 胸部・腹部・下肢の診察は外来
    より容易 …………………31
  - C. 胸部聴診は，ふだんとの比較
    が重要 ……………………31
  - D. 褥瘡のチェック……………32
  - E. 下肢の診察 ………………32
- 4 その他の身体所見 ……………32
  - A. 結膜・眼底の診察 …………32
  - B. 耳と鼻の診察 ……………32
  - C. 整形外科的診察 ……………33
  - D. 皮　膚 ……………………33
  - E. 直腸診察 …………………33
- 5 複数医師による診察 …………33

第4章　検査　35

- 1 在宅医療でどのような検査を
  するか …………………………35
- 2 導入時の情報取得と定期的な
  検査 ……………………………36
- 3 急性疾患への対応と自宅で可能
  な検査 …………………………36
- 4 在宅医療における設備や病診
  連携の考え方 …………………38

第5章　家族のエンパワメント　39

- 1 在宅医療を取り巻く環境と家族
  の境遇について ………………39
- 2 家族の方法論を学ぶこと ……40
- 3 家族の構造変化を知る ………40
  - A. 在宅医療開始時には，「家族」
    は混乱していることが多い…40
  - B. 本人や主介護者の家族における
    位置把握 …………………41

C. ときには実質独居という認識
　　　を行う……………………42
■4　家族には歴史がある…………43
　　A. 家族の歴史を認識する………43
　　B. 家族の歴史に関わること……43
　　C. 家族は癒されうる……………44

第6章　緩和ケア　　　　　　　　45

■1　「バーチャルな告知」の現実…45
　　A. 「バーチャルな告知」とは…45
　　B. 舞台裏の支援者として………46
　　C. 治癒不能患者における告知に
　　　ついて ……………………48
　　D. 大臣・事務次官モデル………49
■2　せめぎあいとの対面…………50
　　A. 本心を聴くことは「プロセス」
　　　である ……………………51
　　B. がんの場合 ……………………53
　　C. 非がんの場合 …………………53
　　D. ある事例を通じて ……………54
■3　人間関係の中で死のあり方を
　　選択していくこと………………56
■4　自己決定はしばしば社会的な
　　ものである………………………57
■5　家族への対応…………………58
　　A. 自宅介護への道を拓く………58
　　B. 家族のせめぎあいとの対面…59
　　C. 家族の疲弊を感じること……60
　　D. 老衰に対する受容をもたらす
　　　こと ………………………61
　　E. 幼児や学童の家族メンバーに
　　　対して ……………………62
　　F. 予測を語る ……………………62
　　G. 「傍らにいることをもっぱらと
　　　する家族」の存在の大きさに
　　　ついて ……………………63
　　H. 最期のときは家族に見守って
　　　もらいたい ………………64
　　I. 本人の意思と家族の意思の乖
　　　離は珍しくない……………64
■6　独居者の在宅医療………………64
■7　在宅医療ではがんがあまり痛く
　　ないかもしれない話……………65
■8　非がん患者の緩和ケア ………67
■9　在宅緩和ケアにあたっての
　　私たちの価値観について………67
　　A. さまざまな条件のある患者さん
　　　の希望に寄り添うことについて
　　　…………………………………68
　　B. 自宅死亡率は診療水準の高さを
　　　意味しない ………………69
　　C. 死の受容をめぐって …………69
　　D. 地域で最期まで患者さんを診
　　　療すること …………………70

第7章　24時間対応　　　　　　　73

■1　24時間対応は日中の診療内容
　　と不可分である…………………73
■2　あおぞら診療所の医師の夜間
　　呼び出しの実態について………74

- 3 電話を受ける手法……………77
  - A. 医師などの携帯電話へ転送…77
  - B. 留守番電話機より携帯電話に転送………………………78
  - C. 事務当直者を院内に置く方法………………………………79
  - D. 医師当直を置く……………80
  - E. 訪問看護ステーションがファーストコールを受ける………80
- 4 病院連携……………………80

第8章　訪問看護師との連携　　　83

- 1 訪問看護ステーション制度…83
- 2 訪問看護の適用……………84
- 3 「医療機関から行う訪問看護」と「訪問看護ステーションから行う訪問看護」………………………85
- 4 医療サポートとケア全体の構築を訪問看護師に期待する……86
  - A. 状態不安的な患者さんに対して………………………………86
  - B. 状態の安定した患者さんに対して………………………86
- 5 本人と家族の支援……………87
- 6 24時間対応…………………88
- 7 訪問看護ステーションとの情報交換……………………………89
  - A. 直接的な電話での対話……89
  - B. 連携カンファレンス………89
- 8 医療処置などについて………90
- 9 訪問看護ステーションの選定………………………………91
- 10 在宅療養現場での看護師労働の危険性についての配慮……91

第9章　薬局連携と処方　　　93

- 1 面分業………………………93
- 2 在宅医療における薬物療法の技術特性………………………94
- 3 訪問薬剤指導………………94
  - A. 訪問薬剤指導とは…………94
  - B. 処方せん情報の薬局への伝達の困難性……………………96
- 4 在宅医療における投薬知識…97
- 5 デッドストックへの配慮……99
- 6 ホームヘルパーによる服薬介助………………………………100
- 7 訪問看護との業務分担と連携………………………………100
- 8 サービス担当者会議等への出席………………………………101

第10章　歯科連携　　　103

- 1 在宅生活の基本的条件としての「食べること」………………103
- 2 歯科適用について…………103

▎3 歯科医師にどのような情報を
　　提供するか……………104

第11章　社会資源活用　107

▎1 介護支援専門員（ケアマネジャー）
　　との連携……………108
　　A. ケアマネジャーとは ……108
　　B. 必要に応じ、ケアマネジャーを
　　　紹介する……………108
　　C. ケアプラン作成に携わる‥109
▎2 地域包括支援センター ……109
▎3 障害者福祉制度の活用 ……110
▎4 生活保護制度……………111
▎5 成年後見制度……………112
▎6 生活福祉資金（長期生活支援
　　資金）貸付制度……………113
▎7 生命保険と住宅ローンについて
　　…………………………113

第12章　虐待への対応　115

▎1 虐待の定義を知る…………115
　　A. 身体的虐待……………116
　　B. 心理的虐待……………116
　　C. 性的虐待………………116
　　D. 介護等放棄（ネグレクト）…116
　　E. 経済的虐待……………116
　　F. セルフ・ネグレクト ………117
▎2 居宅での虐待のパターン認識と
　　対応………………………118
　　A. 介護熱心な家族による虐待
　　　………………………118
　　B. 認知症に対する理解が困難な
　　　場合……………………118
　　C. 家庭そのものが崩壊して放置
　　　されている………………119
　　D 自立しない家族メンバーなど
　　　による経済的虐待…………119
　　E. 過去の家庭内虐待の継続、
　　　あるいは地位の逆転 ………120
　　F. 精神障害者・知的障害者である
　　　子どもによる介護における虐
　　　待リスク…………………120
　　G. アルコール常用者・依存者、
　　　その他の薬物依存などの人に
　　　関連した虐待……………120
▎3 多職種連携とカンファレンスの
　　重要性……………………121
▎4 具体的な支援について ……122
　　A. 加害者支援の重要性について
　　　…………………………122
　　B. 被害者と有効な信頼関係を持つ
　　　…………………………122
　　C.「さまざまなイベント」を端緒
　　　に援助を開始する…………123
　　D. 入院という「分離」…………123
　　E. 成年後見制度の活用 ……123

第13章　後継者を育成する　　125

- 1　学生実習 …………………125
  - A. 私が最初に学生に語ること
    ………………………………125
  - B. 学生実習の具体的方策 ……127
- 2　臨床研修 …………………128
  - A. 指導医同行研修 …………130
  - B. 看護師同行診療 …………130
  - C. 「臨時往診」研修 …………130
  - D. 指導医による研修医のサポート
    ……………………………131
  - E. 副主治医として緩和ケアに従事する
    ……………………………131
  - F. チームケアの研修 …………132

- あとがき …………………………………………………………133
- 索　引 ……………………………………………………………134

序論

現代の在宅医療

　在宅医療は，患者の自宅など（生活の場）で行われる医療である．その意味では，「場が規定する医療」であり，使用される医療技術は，ほかの医療現場で利用されるものと変わりはない．一方で，「自宅という空間」に起因するさまざまな利点や制約がある．その空間に規定されて，「医療技術の適用の仕方」が，入院医療や外来医療と異なる．その意味では，在宅医療は，入院医療，外来医療に次ぐ第三の医療といえる．

　「現代の在宅医療」は，旧来の「往診」による在宅医療とは異なる特性を持っている．その特性を理解した上で，在宅医療を行う必要があると私は考えている．このことから，在宅医療実践の前提として，現代の在宅医療の医療技術的特性について述べておきたい．

旧来の「往診」による在宅医療と「現代の在宅医療」

　現在行われている医師による在宅医療は，基本骨格が「定期的な医師訪問」と「24時間対応」で構成される．この「現代の在宅医療」は，従来から行われていた「往診を中心とした在宅医療」とは，医療技術的位置づけが異なる．

A. 自宅での医療の水準が高かった時代と「現代の在宅医療」

　「現代の在宅医療」においては，医師は患者さんに診療期日を予告し，定期的に患者宅の訪問を行う．これは，多くの医療機関で「定期往診」

（保険診療用語では「訪問診療」）と呼ばれてきた．「定期往診」と「24時間対応」が，医師が行う「現代の在宅医療」の基本的構成要素である．

この「現代の在宅医療」は，以前より行われていた，急病に対する「往診」とは，（利用される技術内容は似ているとはいえ）医療技術的位置づけが異なる．

診断・治療技術が単純な時代においては，診断機器も限られ，「往診での医療水準」は「外来での医療水準」と遜色なかった．そして，患者さんが急病になると医師を自宅に呼ぶ「往診」が広く行われていた．このような診療形態は，「臨時往診」と呼ばれてきた．

しかし，1970年代以降，技術進歩により，緊急に検査を駆使して行う「救急外来」が高水準の医療を提供するようになった．ここにきて，急性疾患に対して行う「往診」では，診断水準が劣るため，医師は安易に往診を行うことができなくなった．

急性疾患を有する患者さんに対しては，外来に来てもらうか，救急外来などに搬入し，必要な検査を行った上で，急性疾患を治療する手順が標準的となった．反面，自宅では迅速に種々の検査ができないため，急性疾患に対する「臨時往診」はしだいに時代遅れとなり，医師も行わなくなっていった．

昨今，市民から「以前の医師は往診してくれたのに，最近の医師は往診してくれない」という不満を聞く．それに対しては，「これは必ずしも医師の精神性の課題ではなく，技術進歩により，急性疾患に対する自宅での診断技術が低いため，往診での急性期医療がハイリスクであり，以前と違って，簡単にはできなくなったのである」と私は説明している．

B．病院医療の光と影

一方，平行して，1970～80年代には，病院隆盛の影にさまざまな矛盾が指摘されるようになった．「スパゲティ症候群」「植物状態」「転院問題」「転院先老人病院の治療および療養環境の問題」などである．「Do-not resuscitate order（現在ではDo-not attempt resuscitatin order：DNAR）」の問題も，この頃，議論され始めた．痛みに耐えながら亡くなってい

くがん患者さんを見かねて「ホスピスの運動」が紹介され始めたのも，この頃である．最初のホスピスが1981年に聖隷三方原病院に開設され，岡村昭彦がホスピスを紹介したのも1980年前後である[1]．

病院医療は隆盛したが，一方で，多くの「病院での治療が有効でなくなったが，なお重い障害をもつ患者」「治療不能ながん患者」が，自宅で過ごすことを希望しながら，病院で過ごすことを余儀なくされていた．このような人たちに，「本人の希望をかなえるべく，自宅に帰し，自宅での継続的な医療を提供しよう」とする意識の高い臨床家が各地に現れた．

これらの患者は，外来患者に比較して病状も重く，障害も重いことが多く，通院は簡単ではなかった．このために，(臨時的な往診ではない訪問行為としての)「定期往診」が発案された．また，病状も必ずしも安定した人ばかりではないため，24時間相談に応じなければ，本人や家族の不安を除去し得なかった．ここに「現代の在宅医療」の基本的な構成要素(「定期往診」と「24時間対応」)が出現した．この「現代の在宅医療」は，一面では，病院医療から発祥し，病院医療を補完する機能を有している．以上から，「現代の在宅医療」は，それまで行われていた「往診中心の在宅医療」とは異なるものであることが理解されると思う．

このため，当初の在宅医療の大きな拠点は病院であった．病院は，患者の退院元であると同時に，随時の入院受け入れ能力があり，かつ，当直医がいて24時間相談に応じる能力を兼ね備えていた．自宅で過ごすことを希望しながら，余儀なく病院で過ごしていた患者の希望を実現しようと実践した医師は，東京都東村山市の白十字病院の佐藤智氏，京都府京都市の堀川病院の早川一光氏，新潟県大和町(現在は南魚沼市)ゆきぐに大和病院の黒岩卓夫氏，長野県茅野市の諏訪中央病院の今井澄氏，東京都足立区の柳原病院の増子忠道氏，などである．一方，クリニックベースでの「現代の在宅医療」も並行して試みられ，鈴木荘一はその代表の一人である．

現在，在宅医療は主にクリニックで行われている．しかし，上記のように，歴史的には「現代の在宅医療」は病院で開始された面も大きい．その理由は，「現代の在宅医療」が予備力の低下した重い障害者やがん

序論 現代の在宅医療

患者を対象とし，24時間対応のために「複数医師を必要とする」という医療技術的要請であった．

C. 現代の在宅医療がより要請される社会背景

1970〜1980年代に「現代の在宅医療」が発祥し，各地で先人が実践を蓄積したが，現在，在宅医療が再び注目されている．それは，既述の「さまざまな障害によって通院困難となった人々への継続診療」である．このような人々では，旧来の「往診」医療とは異なり，すでに病院で病状が一定程度究明されていることが多く，在宅で継続診療するに当たり医療水準維持が比較的容易という特性もある．

このような在宅医療が要請される最も大きな背景は，人口構成の高齢化（高齢障害者の増加とがん患者の増加）である．2040年ごろには170万人が死亡すると推定されている．そして，さまざまな意識調査で，「最期の療養場所として自宅」を希望する人が多いことが知られている．この現象は，高齢者ばかりでなく，予後不良の疾患を持つ人にも見られる．このような現象が「現代の在宅医療」の大きなニーズを形成している．

さらに，国は在宅医療に対する並々ならぬ推進意欲を見せ，2006年から「在宅療養支援診療所」の制度が発足した．これは，24時間にわたり往診および訪問看護を行う能力を，単体または連携により有する診療所に認められるものである．次いで，より力強く在宅医療を行う医療機関として，診療所内の複数医師または，複数の診療所の医師が協同して24時間対応を行う「機能を強化した在宅療養支援診療所」制度が2012年に創設された．中小病院の行う在宅医療に関しても，「在宅療養支援病院」制度が作られ，医師の行う在宅医療に関する整備が行われている．

D. 「現代の在宅医療」は24時間対応を医療技術的必然として有する

すでに述べたように，現代の在宅医療対象者はADL（activities of daily living）低下障害者であり，基本的には外来通院者より虚弱で，病

態は 24 時間にわたり変化があり得る人たちである．

　さらに，自宅で最期を迎えたいという方も多く存在するが，このような方では，どんなに具合が悪くても自宅で診療することが前提である．したがって，病院連携のみで事態を乗り切ることはできない．あくまで在宅医療のシステムの中で「24 時間対応」を実施することが必要となる．「現代の在宅医療」の構成要素が「定期往診」のみならず，「24 時間対応」を必然的に持つのはこれらの理由による．

E．在宅医療と多職種協働

　「現代の在宅医療」のもう一つの大きな特性は，多職種協働と広範な社会資源活用である．入院が必要になった場合の急性期病院との連携の重要性は論を待たない．また，すでに述べたように在宅医療では検査が十分にできないため，病院で究明されたデータを在宅医療機関が取得し，蓄積することは，ことに重要である．

　また，重要なのは，日常的な訪問看護師・薬剤師との連携，介護保険活用である．とりわけ，在宅医療は，nursing の領域が非常に多く，訪問看護との連携を抜きにして有効に実施することは困難である．介護保険施行後は，訪問薬剤師やリハビリテーション専門職との連携も重視されている．これらについても，あとの章で順次ふれたい．

　病院での「チーム医療」と異なる点は，医療従事者以外の広範な職種との連携を行う点である．加えて，在宅サービスのみならず，さまざまな居住系サービス事業所（介護施設）にも在宅医は精通することが望ましい．

＜文献＞

1）岡村昭彦：ホスピスへの遠い道．筑摩書房，1987．
・和田忠志：在宅医療とは何か．明日の在宅医療 第 1 巻，中央法規出版，2008．
・佐藤智：在宅ケアの真髄を求めて．日本評論社，2000．
・増子忠道：地域医療の現場から．勁草書房，1985．
・今井澄：理想の医療を語れますか．東洋経済新報社，2002．

・黒岩卓夫:和解ある老いと死.教育史料出版会,1995.
・佐久総合病院編:自分らしく死にたい.小学館,1996.
・鈴木荘一:人間らしく死にたい!―在宅死を見つめて20年.主婦と生活社,1998.

第1章

在宅医療の導入

1 初診の患者さんに往診を行うべきか

A. 初診の往診依頼に対する考え方

　初診で急性疾患の患者さんから電話をいただいたとき,「往診を行うかどうか」は難しい問題である．既述のように,「現代の在宅医療」は,初診の急性疾患に対しては有力な技術ではない.「すでに病院で一定の病態究明がなされている場合」や,「一定期間定期往診を繰り返して医師の側で普段の状態像を把握している場合」であれば,当該患者さんの急性増悪に対して,それなりの対応は不可能ではない．しかし,初診の急性疾患の往診依頼を無差別に受けることは,医療技術的には必ずしも推奨されるべきではないと考える．

　例えば，70年前であれば，発熱の患者さんに対して往診を実施し,「肺に雑音が聞こえますので肺炎と思います．私はペニシリンを持っておりますので，これを注射しましょう」といえば，当時としては，おそらく最高水準の治療になったであろう．しかし，現在はそういうわけにはいかない．初診で肺炎が疑われるならば，医師は，胸部X線写真を撮影し，迅速血液検査で炎症反応や血算を含めて評価し，必要があれば，他の画像診断法などを組み合わせて，肺炎の性状や重症度，その他の合併症の有無などをある程度明らかにし，入院治療にするかどうか，どういう抗菌薬をどの投与ルートで使用するかを考えるのが一般的であろう．初診の発熱患者さんに対して，聴診などの診察だけで肺炎と診断し，抗菌薬

を注射する，という治療を在宅医療という名のもとに実施するのは，時と場合によるが，医療技術的に問題があろう．

B. ADLの低下していない方などの往診依頼に対して

では，私たちはどのように対応しているか．

まず，ADLが低下していない方や，普段は自立して活動している若年者や，小児の親からの往診依頼がある．つまり，救急外来への受診がそれほど困難ではない群の方からの往診依頼である．これらは，旧来の「往診を依頼する」考え方で，患者さんやご家族が依頼するものである．このようなケースに対しては，理由を話した上で，筆者らは，基本的には，「病院の救急外来」への受診を勧めている．その方が，より高水準の医療を受けられる可能性が高いからである．

ただし，例えば，次のような例に遭遇したことがある．「20代女性．39℃の発熱．3歳のお子さんと乳飲み子を抱えている．ご主人は仕事で早朝から深夜まで自宅にはいない．〈この3歳の子どもと赤ちゃんを連れて病院の外来で2～3時間待つ〉のはあまりにも辛いので，往診してもらえないか」という依頼であった．この依頼に対しては往診を実施した．つまりさまざまな諸事情で，「初診の往診」が多少医療水準が低くても，それを凌駕する「往診を受けるメリット」があると考えられるときには，往診を実施する価値がある．そのようなわけで，過去，それほど多くはないが，諸事情により「往診を受けたい」と希望される初診の患者さんには往診を実施してきた．

このような場合，私たちは，「初診で往診を実施することの医療水準的なデメリット」や，「往診で診たところ，やはり病院で検査をすることがぜひ望ましいことがわかり，〈結局病院に行く〉という二度手間もありうる」こと，「往診のほうが診察料が割高であること」を説明した上で，なお患者さんが希望する場合に実施する．基本的には，初診の急性疾患の場合には，外来受診・搬送がそれほど困難ではない患者さんに関しては，救急外来受診を勧めるべきと考えている．

C. ADLの低下した方からの往診依頼

　初診で「ねたきり患者さん」、あるいはそのご家族から往診依頼を受けることがある。「定期往診の依頼」であれば、問題なくお受けすることができる。ただし「単発の往診依頼をどうするか」という問題がある。この場合、「病院での精査・加療が望ましい」ことを説明する。

　では、例えば、ご家族が「うちの婆さんですけど、病院には死んでも行きたくないといってるんです。何とか往診でやれないでしょうか」というような例をどうするか。「死んでも病院に行きたくない」のであれば、（往診は初診の急性疾患にはそれほど有力な手段でなくとも）医師が自宅で診る価値は十分あると思われる。その場合でも、「初診往診の医療水準的なデメリット」や、「往診で診た上で、病院精査を強く勧めることがありうる」、「外来より診察料が割高であること」は説明した上で実施する。このように初診で急性疾患を診療したねたきりの患者さんは、結局、定期往診を依頼してくることが多い印象がある。

2　往診導入面接

A. 治療契約を明確にすること

　筆者らは、特別に緊急性のある場合を除き、初回訪問前にご家族に来院いただき、面談を持つようにしている。面接を行う最大の意味は「治療関係を明確化」するためである。

　例えば、外来診療では「患者さんが医療機関の扉をくぐるたびに治療契約が更新されている」と考えることができる。来てくれた以上、治療あるいは検査を望むことは明確である。来ないという選択もあるわけで、「受診しない権利」が明確である。

　一方、自宅での診療はそうではない。在宅医療は「こちらから出かける医療」であり、「押し付けがましい医療になりやすい性質」を必然的に包含している。「〇〇先生には来て欲しくないのに、また来てしまうんです」という在宅医療に対する批判を聞くことがある。とくに、継続

的に定期往診を続けているうちには，患者さんとの信頼関係が喪失し，「もう来て欲しくないのに，また，予定の連絡が来てしまった」と思うようになっているかもしれない．そのようなリスクをはらんだ医療形態であることは認識しておきたい．したがって，せめて最初の一回くらいは，「真の依頼」かどうかを聞きたいのである．

また，次のような場合もある．実際には本人やご家族は望んでいないのに，「病院の先生が紹介して」または「ケアマネジャーが勧めて」しまったケースも散見される．こうした場合，筆者らは情報をくださった方に，「ご本人あるいはご家族から依頼を私どもにいただきたい」と伝える．そして，本人・ご家族から依頼をもらって，初めて「在宅医療の依頼」と考えることにしている．むろん，患者が独居で，しかも電話ができない場合などの例外的な場合は，その限りではない．

事前面談のその他のメリットとしては，日時を決めて面接すると「経過をまとめて聞き取ること」が可能な点がある．診療開始後，順次病歴を聞いていくのもよいが，初めに，医師側でたずねるべき項目をフォーマットとして持っておき，構造面接の形で聞くと効率がよいといえる．また，病院からの紹介患者さんの場合，可能であれば，退院前に事前面接を行うことが望ましい．

B. 大まかな治療方針の確認

初回面談時に，可能ならば前医の紹介状を持ってきてもらい，ご本人またはご家族から病状経過を聴取し，今後の方針をあらかじめ確認したい．悪性疾患の場合，告知されているかどうかをたずねたり，家族がどう理解しているかをたずねるが，これについては緩和ケアの項目で詳述する．また，ADLレベル，介護者の状況，社会資源活用の状況をたずねておきたい．

「どこまで自宅で診療するか」について本人や家族の心づもりを聞くことには慎重でありたい（これについても緩和ケアの項目で詳述する）．在宅療養を開始するだけでも不安に満ちているのに，「生命の限界に達する」ことを想像するだけで，気が遠くなる気持ちがする」人も珍しく

ないからである．

　もちろん，「どこまで自宅で診療するか」について，話し合えることもある．覚悟ができている人では，病院医療を一切希望せず，最期まで自宅にいたいという意思が明確な場合がある．そういう場合，ことは単純である．しかし，それ以外の大部分の患者では，そこまでの覚悟を持たないことも多いのである．覚悟がない人も，少しだけ在宅療養をしてみたい人でも，在宅医療に導入する価値がある．その場合，在宅医療導入時は，"自宅で看取りを行うかどうか"を，本人や家族と話し合ったり，合意する必要はない．「とりあえず在宅療養を開始する」ことでよい．本人や家族が，支援を受けながら自宅療養を体験するプロセスの中で，在宅療養への自信を深めていくことで，自宅看取りが可能となる素地が醸成されうるからである．

　また，具合が悪くなったときの入院希望先病院をある程度考えておくことが重要である．そして，24時間対応について説明することが重要であるが，それについては，24時間対応の項目に詳述する．在宅医療は独自の料金体系を有するので，事前面談時に説明しておくとよい．

C. 病院からの（事前）情報収集

　もともと医療機関にかかっていない場合はその限りではないが，医療機関からの紹介の場合，必要に応じて前医に問い合わせたり，お願いすべきことを連絡することになる．

　まず，医学情報で，より詳しい情報や検査データの詳細が知りたい場合は，それを問い合わせる．自宅では検査手段が限られるため，病院に蓄積されたデータは入手しておきたい．必ずしも紹介医の手を煩わせなくても，たいてい，医療連携室に相談すれば，検査データ複写や画像診断レポート複写を入手できる．

　また，全部がうまく実現できるとは限らないにしても，在宅医療を行う側からすれば，次のようなことを紹介医にお願いしたいものである．

1）処方権を在宅医療側に移行すること

　在宅医療サイドから見れば，処方権を在宅医療側に移行するのは当然

第1章　在宅医療の導入

と思うかもしれないが，実際には，開業医が麻薬処方などを敬遠することも多いため，専門病院医師が「自分の医療機関で麻薬やその他の薬物を処方し続ける必要がある」と考えるのは無理もないことである．しかし，在宅医療で，機動性のある診療を行うためには，ぜひとも処方権を在宅主治医サイドに移行してもらいたい．処方権を病院医師が渡してこない場合には，事情を話して渡してもらうようにしたい．

　2）できる限り退院日を週の前半の曜日にしてもらう

　在宅医療を行う立場から言えば，退院日は，可能であれば，月曜・火曜・水曜がありがたい．そして，退院直後にこちらも診療を開始し，病状の確認や必要な治療を開始し，家族の不安を取り除くように努めたいものである．

　ところが，金曜・土曜・日曜に退院日が設定されると，在宅医療機関側としても，（24時間対応型であったとしても）体制が弱い土・日に，新患のさまざまな医学的問題点やご家族の不安に対応することが多く，ややもすると在宅での導入ケアが不安定になる傾向がある．また，土曜日や日曜日は（かりに24時間対応型であったとしても）訪問看護ステーションや保険調剤薬局の体制も弱く，円滑に訪問看護を導入したり，円滑な処方薬の受け取りが困難である．その意味で，在宅医療の導入を円滑に行うためには，可能であれば月曜・火曜・水曜などに退院してもらうと有利である．

　一方，連れて帰ってくる家族の立場からは，土曜・日曜に退院日を設定すると助かることが多いのである．「息子が仕事が休みの日ならば迎えに行ける」などという事情がよくある．そのような事情も汲んだ上で退院日が設定されることは認識しておきたい．

　3）訪問看護ステーション選定に関して

　病院の医療連携室などが「気を利かせて退院前に訪問看護ステーションを導入してくれる」ことがある．しかし，医療連携室が地域の事情を必ずしも把握しているとは限らず，末期がんの患者さんに対して，"ほとんどがんを経験したことがないステーション"を選んでいたり，"24時間対応型でない訪問看護ステーション"を選定していることがある．

これでは在宅ケアの継続に大きな支障をきたしかねない．

筆者らは，紹介時にまだ訪問看護ステーションが決定されていない場合には，「訪問看護ステーションにはそれぞれ特色があり，得意な分野も個々に違いがございます．できれば，患者様の情報をいただいた上で，私どもが当該患者様に最適と考える訪問看護ステーションをご紹介したいと思います」と病院の医療連携室に申し上げることがある．

4）中心静脈栄養や経管栄養に関して

中心静脈栄養を実施している方に関しては，退院前に「皮下埋めこみ式中心静脈ポート」を造設してもらうことが望ましい．中心静脈ポートがあると，家族が輸液ルートを扱いやすく，合併症やトラブルを未然に回避可能である．

また，経鼻胃管で経管栄養を実施している患者さんについては，患者さんや家族の同意が得られる限り，「胃瘻」を退院前に造設してもらうことが望ましい．

また退院時には，輸液製剤や経管栄養で用いる栄養剤を1週間程度処方してもらっておくと，在宅医側でゆとりをもって継続処方ができる利点がある．退院時処方量が1～2日分しかないと，在宅医療サイドでの輸液製剤や栄養剤の確保に支障をきたすことがある．「退院時に病院内薬局での処方が困難」ということがときにあるが，その場合には，病院医師に退院時に院外処方箋でこれらを処方してもらう方法もある．

D．病院内での退院前カンファレンスの実施
―在宅診療医が足を運ぶことができるとき―

可能であれば，在宅医療担当予定の医師が退院前に病院に足を運び，患者さんと直接会って挨拶するとともに，病状を把握し，かつ病院の医師や看護師・ソーシャルワーカーなどと情報交換を行うことが理想である．患者さんも，退院前に医師の人となりを知ることで大きな安心を得ることができる．また，上記3)に述べたことも，非常に円滑に対話することが可能である．

ただし，この活動は，これから退院する患者さんの入院している病院

が，在宅医の活動場所に近いという地理的条件があるときに限られる．千葉県松戸市で私たちは活動しているが，片道1～2時間あるいはそれ以上かかる都内の病院から「退院前カンファレンスに来てもらいたい」という申し出を受けることがある．これは申し出る側に問題がある．病院医師でも，休暇でもないのに，日中に数時間も院外に外出できるほど時間に恵まれた医師はまれであろう．在宅医も同様である．したがって，患者の入院している病院が遠方の場合には，電話や文書などを用いて情報交換するのが現実的である．

3 医療に関してネガティブな印象を持っている患者さんに対して

「これまでかかった医療機関で傷ついている患者さん」は珍しくない．さまざまなつてを辿って，そのような人でも在宅医療を希望されることがある．

第一に，治癒不能の悪性疾患を有する患者さんで，「突然の治療打ち切り」に対するネガティブな感情を持っていることは珍しくない．この対応については緩和ケアの項目で詳述する．また，病院で医師や看護師の対応に不満を持った人，いたし方のない病状の進行であっても「病院で悪くなった」というネガティブな感情を持っている人もいる．

第二に，病院には「病院に適応のよい患者さん」しかうまく入院できないという特性がある．例えば，同室者や医療従事者とすぐにけんかをしてしまう人，隠れて飲酒や喫煙をする人，無断外出を繰り返す人などは，入院継続ができず，退院せざるを得なくなることが多い．こういう方々はたいていの場合，病院との複数回のトラブル・葛藤の経験から，病院入院に対してネガティブな感情を持っている．だが，自宅ではそういう生活スタイルを問題なく維持できるため，在宅医療を希望されることが珍しくない．このような方々は，病院医療になじまないという意味でも，重要な在宅医療の対象者である．

以上二つの群について述べたが，個人的な感想をいうと，第一の群へ

の対応が労力がかかるという印象である．第二の群は，極言すれば，個人の性格や生活スタイルが病院運営の論理と「合わなかっただけ」である．自宅ではそのような制約がないため，第二の群の方々に対しては，普通に診療を続けながら信頼関係を蓄積していけばよい．

一方，第一の群は，通常，医療従事者そのものにネガティブな感情を持っているのであり，その修復作業が必要という意味で，私たちの労力は並大抵ではない．一言でいえば，その対応は「対話をしっかりしていく」ことに尽きるといえる．

4 訪問時の一般的な留意点

A．服装について

白衣を着用するかどうかはどちらでもよい．ただし，医療処置を行なう場合には白衣着用がよい．白衣を着ない場合でも，医師は比較的フォーマルな服装が望ましく，Tシャツ着用やサンダル履きなどは望ましくないと考えている．

B．自宅に入る際

自宅に入る際，チャイムを鳴らすにあたり，せかすように何度も鳴らすことは好ましくない．特に介護者や本人が高齢な場合，屋内にいても玄関に到達するまでに(1〜2分程度)時間を要することもあり，トイレ・浴室などにいることもあることを配慮する．

家族は不在だが玄関があいている場合に，患家に上がってよいかどうかは微妙である．診療を繰り返すなかで，患者・家族との信頼関係ができ，本人や家族の出迎えや応答がなくても「医師が上がってよい」合意ができていればよいが，そうでない場合には避けたほうがよい．むろん，容体が特別に悪いことが予測される場合はその限りではない．

C. 自宅に入ってから

　医師といえども玄関では靴をそろえて屋内に入る．居室に入るときはノックするのがよい．玄関に入ってから患者の居室に到達するまでは，あまり周囲を見回さないことが望ましいとされるが，他人に見せたい装飾品や額入りの表彰状などを置いている場合には見るほうがよい．ただし，医師には「見せたくない部屋もある」ことは認識しておきたい．

5　初回訪問時の対応

A. 初回から数回の訪問

　初回訪問時の医師の言動は，患者・家族に強い印象を与え，その後の在宅診療での信頼関係に与える影響は大きい．最初数回の訪問で，患者さんやご家族が「医師の訪問を好きになり，楽しみに待っていてくれるようになる」ことが理想である．

　最初数回の訪問では，患者本人の生活歴・現在の日常生活の様子をたずね，患者の人となりをつかむようにする．また，患者の療養生活にとって重要な，寝室・トイレ・風呂・食事場所・日中おもに過ごす場所を，患者のADLを質問しつつ，早いうちに見せてもらうのがよい．

B. 湯茶などへの対応をどうするか

　診察後に，家族が湯茶・菓子などを用意してくれる場合がある．初回往診のときにはとりあえず謝意を表していただき，その際に「原則的に次回からは心づかい無用」と話す方法もある．家族が余計な気づかいをしないですむこと，診療時間の短縮になることもあるが，実際のところ，行く先々で接待されては飲食自体が医師にとって苦痛になりうる．

　ただし，断らないほうがよい場合も多い．患者・家族によっては，医師や看護師と飲食しながら交わす会話を楽しみにしていることがあるからである．また，孤独に介護している介護者の「めったに人と話せないのだから，先生くらいお茶を飲んで私の話を少し聞いて欲しい」という

メッセージがこめられていることもある．そうしたケースでは接待に応じること自体が，患者・家族のメンタルケアに役立つ．

6 導入初期の臨時往診や臨時訪問看護

　在宅ケア導入時には，本人や家族は不安を持ちやすく，その不安に対し，緊急に相談に乗らなければならないケースはよくある．夜間や休日にしっかり電話に出て，ていねいに説明をしたり，対応法を説明するだけで，多くのケースで，ご本人やご家族に安心をしてもらえる．

　それでも不安が解消しない場合，医学的に緊急性が必ずしもないとは知りつつも医師あるいは看護師が赴き，状態が差し迫っていないことを家族の目前で確認することで，安心感を家族が持つことを期待できる．

　昼間に不安を医療従事者が感受した場合には，夕刻などに再度訪れて対話をする方法もよい．そうすると夜間の電話を未然に防ぎうる．

　こうした医師（や看護師）との何度かの対話を通じて，「本来の緊急対処が必要な事柄」以外に対しては，家族が次第に在宅ケアの自分なりの方法論を獲得し，「大丈夫」と感じるようになっていくプロセスを期待できることが多い．そのように家族が，ケアの体験を通して安心感を獲得できるように対話を深めていきたい．

＜文献＞
・公益財団法人 在宅医療助成 勇美記念財団 在宅医療テキスト編集委員会：在宅医療テキスト第三版．2015．
・英裕雄，川畑雅照，山中崇，渡辺武：はじめよう在宅医療21（総合診療ブックス）．医学書院，2001．

第2章
在宅医療を行うに あたっての留意点

　この章では，在宅医療を行うにあたってのいくつかの留意点について，筆者が普段考えていることを述べる．

1　医療材料や薬を自宅で取り扱うにあたって
　―食物と同じ清潔さで取り扱う―

A．食物と同じ清潔さで医療材料や薬を取り扱う

　読者の皆さんは，自宅で，「食べ物を（包装している場合でも）床に置く」ことがあるだろうか．多くの日本人は，「床は汚いものだ」と考えており，食べ物を床に置くことは基本的にはないであろう．もし，床に置くことがある場合でも，「新聞紙やシートなどを床に敷いたうえで，その上に食物を置く」ことが普通ではないかと思う．

　一方，在宅医療を行う医師や看護師で，「薬をヒート（PTPシート）のまま床において，その個数を数え」たり，「注射器や針，採血管などの機材を（包装しているとはいえ），床において準備を行う」スタッフがいる．私は，医療従事者のこの行為は，患者さんや家族らに悪印象を与える可能性があると考えている．つまり，患者さんから見て，薬物や針などは人間の体に入る清潔なものであり，それらをそのまま床に置くことは，それらを汚染するという印象があるのである．

　そのようなものは床に置かず，通常の「食べ物」と同じように，テーブルなどの上で，取り扱うことを，筆者は推奨する．「食べ物と同じ清潔さで扱う」ことは，患者さんや家族らに，これらの物品を清潔に取り

扱っている，という印象を与える．

　私はこの「食べ物と同じ清潔さで扱う」という考え方は，在宅医療での様々な機材の扱いにおいて，重要な考え方であると考えている．

B. 食物と同じように扱うよう患者や家族に伝えることで物品は清潔に取り扱われる

　在宅医療では，緩和ケア目的で，ジアゼパム注射液，あるいは，スコポラミン注射液（ハイスコ®）などを舌下投与することがあるであろう（保険外使用）．

　このような場合，症状が出たときに使用するであろう「注射器に充填した注射液」を，家族に渡しておくのだが，このときに，「食べ物と同じ清潔さで扱う」ように家族に伝えるとよい．例えば，注射器を皿の上に載せ，ラップをかけてもらい，冷蔵庫に保管してもらうのである．すると，「食べ物」と同じように，これらの物品を，本人や家族に清潔に扱ってもらうことができる．

2 アナフィラキシーショックへの対応

　在宅医療では，抗菌薬の静脈内投与や予防接種を行うことが多い．このため，在宅医療現場では，まれではあるものの，アナフィラキシーショックへの遭遇が避けられない．アナフィラキシーショックは，それを想定して装備等を事前に準備し，遭遇時に適切に対応すれば高率に救命できるため，その予防策を講じることが推奨される．

A. 通常の準備

　在宅医療を行う医師のかばんに，常時，エピネフリン注射液を保有することが推奨される．投与までの時間を短縮するため，エピネフリン注射液は，「プレフィルド・シリンジ」タイプや，即時投与可能な「エピペン®」を保有することが望ましい．

また，在宅医療を行う医師は，必ずバックバルブマスク（アンビューバッグ®）などの蘇生用具を携行することが推奨される．筆者らは，医師が在宅医療で使用するすべての自動車にこれを積載している．そして，バックバルブマスクとはいかなる目的に使用する道具かを，運転手や事務員を含め，訪問に同行するすべての職種に周知徹底しておくことが望ましい．

B. 医師訪問におけるスタッフ人数

アナフィラキシーが生じた場合，迅速に人工呼吸を行い，並行してエピネフリンの投与を行ない，静脈ラインを確保する必要がある．このような医療処置を医師一人では円滑に行うことは極めて困難である．

このため，抗菌薬静脈投与時や予防接種時は，医師単独ではなく二人以上で訪問することが推奨される．特に看護師を同行することが重要である．筆者らは，医師，看護師，運転手の三人での訪問を原則的に行う．そして，上述のように，運転手には，バックバルブマスクとはいかなる目的に使用する道具かを知っておいてもらう」とともに，「救急車の誘導方法についても知っておいてもらう」ことにしている．

C. 訪問時の対応

一つの予防策として，抗菌薬静脈内投与にあたり，静脈注射でなく，点滴静脈注射を行う方法がある（アナフィラキシーは注射液の量に関わりなく生じるアレルギー反応とされているが，大量の抗原が一度に注入されるのを避ける意味で，点滴静注の方が安全であるとも考えられている）．

また，特に，自宅での予防接種にあたっては，「接種後30分間は患者を一人にしない」ことが重要である．すなわち，注射後30分の患者に対する観察者を確保するようにするのである．理解力のある家族介護者がいる場合には，家族に「30分は重い副作用があり得るためよく観察してほしい」と告げることで観察者を確保できる．独居患者の場合などには，医師あるいは看護師が居宅に滞在し，注射後30分間，観察をす

ることが望ましい．

D．アナフィラキシーショック発生時の対応

アナフィラキシーショックが発生した場合，ただちに，バックバルブマスクなどで人工換気を開始し，同時に，エピネフリン注射液3〜5mLを筋肉内または皮下に投与する．また，可能であれば抹消静脈ラインを確保する．同時並行して救急車を要請し，近隣の救急病院に搬送する．救急隊到着と同時に酸素投与を開始する．このような処置を行うことで高率に患者を救命可能である．

3 針刺し事故（血液体液曝露事故）

針刺し事故（血液体液曝露事故）は，B型肝炎，C型肝炎，HIV感染などの原因となり，ときには刺傷者の生命に関わる危険な事故である．病院には針刺し事故対応のシステムが確立していることが多いが，在宅医療現場では，自分たちで予防策を講じる必要がある．

A．予防策

在宅医療機関における日常的な事前対応・教育活動が，何よりも重要である．

まず，針刺し事故（血液体液曝露事故）に遭遇しうるすべての職員にB型肝炎の抗体の有無を確認し，必要に応じて，B型肝炎ワクチンを接種する．また，患者の①血液，②汗以外の体液・排泄物，③粘膜，④傷のある皮膚，をすべて感染性のあるものとして手袋を着用して取り扱う．在宅医療現場の針刺し事故では，医療従事者が用いる注射針によるもののみならず，「患者さんの自宅に落ちているインスリン注射針を踏んでしまう事故」も散見されるので留意されたい．

針刺し事故（血液体液曝露事故）は在宅医療現場でも，リキャップ時に頻度が高く生じることがわかっている．したがって，注射針は，針収

容型のものを用いるか,リキャップしない(キャップを再び針に通さない)ことを徹底する.採血や注射をするスタッフは,針収納容器を常時携行し,針を使用後すぐにその場で廃棄することが推奨される.また,血液曝露した針などに,手で触れず,鉗子など(患者さん自宅にある)でつかみ,手渡ししないことが重要である.以上をマニュアルに記載し,繰り返し職員に教育することが推奨される.

B. 事故時の具体的な対応

1)患者さんの採血を行うことの困難さ

針刺し事故においては,事故直後に,患者さんに承諾をえて採血をさせてもらい,HBV(B型肝炎ウイルス),HIV(ヒト免疫不全ウイルス)の迅速検査を行うことが理想である.

医師は複数のスタッフとともに訪問活動をすることが多く,事故時の精神的負担が軽いが,看護師が単独訪問時に事故に遭遇すると心理的な負担が重い.その場合,刺傷者が動転して,その場で「患者採血をできないこと」が珍しくないのである.

このとき,リアルタイムのアドバイスがあれば,それが可能になる.つまり,「刺傷者は何も考えず,その場で医療機関に電話する」というマニュアルを作成し,医療機関で電話に出た者が「落ち着いて患者さんにご説明し,血液検査をさせてもらってください.そのうえで,医療機関に帰ってくるように」とアドバイスするのである.この「事故直後に被事故者を電話で支援するシステム管理」を行うことで,高率に採血を成功できる.

2)刺傷者の病院受診時の対応

今度は,採取した血液を病院に持ち込むが,「病院にカルテのない,(本人のいない)血液検体のみの新規患者」を病院で受け付けてくれるかどうかという課題がある.筆者らは,千葉県松戸市において,松戸市立病院との連携システムを構築することによって,この問題を解決している.

また,医師等が自力で迅速検査を行うことも可能である.筆者がこれまで務めたあおぞら診療所,いらはら診療所では,HBVおよびHIV迅

速検査キット（ダイナスクリーン®）を保有し，自前で迅速検査を行う能力を持つことにしている．ダイナスクリーン®を用いた迅速検査は簡便で，医師や看護師が容易に習得して行うことができる．

4 交通事故への対応

在宅医療は訪問行為を行う医療であり交通事故は避けて通れないアクシデントである．在宅医療を行う医療機関は，交通事故に対応するマニュアルを整備することが望ましい．

A. 交通事故が生じたときの対応

以下に，交通事故が生じたときに推奨される対応システムの一例を示す．これらは，マニュアルに記載され，職員全員に周知されることが望ましい．また，交通事故対応マニュアルは事業所の全自動車に積載されることが望ましい．

①受傷者がある場合には，その救援と治療を優先して行う．必要に応じて，応急処置を行うとともに，救急車を要請する．次に，警察に連絡するとともに，事業所管理者に連絡する．

②事業所管理者（あるいはそれに準ずる管理職）は，当該事故を生じた職員を，直ちに職務から解いて，事故対応に専念させる．加えて，可能なかぎり，管理職1名は事故現場に駆けつけて，当該職員とともに事故対応を行うことが望ましい．

③任意保険の保険会社への事故報告を行う．必要に応じて，事故現場や車両損傷部位の写真撮影を行う．相手がある場合には，相互の免許証を確認し，相手方と連絡先（氏名，電話番号等）を交換する．事故当事者が身体的・精神的ダメージによって困難な場合には，これらを，事故現場に駆けつけた管理職が行う．

④当事者職員は，その職員に過失がある，なし，にかかわらず，可及的速やかに事故報告書を記載し，事業所長に提出する．

⑤事業所長は，事故報告書について，必要があれば，他の管理職・職員と討論し，事業所内の自動車事故対応マニュアル改定の素材とする．

B. 大事故に備えるために

事故（アクシデント）は小さな事件（インシデント）の積み重ねで生じることが知られている．交通事故に際しても，ニアミスや，小さな交通事故をできるだけ拾い上げて対応し，マニュアル等を作成・運用することで大きな事故の可能性を軽減できる．また，不幸にも大きな交通事故が起きた時も，「小さな事故でマニュアル通りに行う経験を蓄積しておく」ことで，適切かつ円滑に対応できる．

5 在宅療養現場で働く看護師の危険性への対応

看護師は在宅医療における，かけがえのないプレーヤーである．本書の読者対象は医師であるが，読者は在宅医療を行うにあたり，訪問看護師との連携なしには行えないであろう．また，読者の医療機関には看護師が雇用されていることが多く，看護師も訪問活動を行っていることが多いであろう．

筆者は，在宅医療における訪問看護の重要性を鑑み，「訪問看護師の労働安全を真剣に考えるべきである」と信じている．病院看護師に比較して，訪問看護師は多くの危険にさらされている．「性的な被害」，「患者や家族からの暴力」，「（犬にかまれるなどの）動物による被害」「交通事故」，「腰痛の問題（腰痛保持率8割）」，「針刺し事故（血液体液曝露事故）」などである．このため，「訪問だけはやりたくない」と考えている看護師も存在する．上に挙げたものは，すべてが看護師の深刻な身体的・心理的損傷を生じうる深刻な課題である．これらの課題への対応は一つ一つが奥深いものであるが，本稿では，これらの対応について，（既述の交通事故・針刺し事故以外に関して）簡単に触れておく．

A. 性的被害・暴力行為

　この問題は,「女性の単独訪問」の課題という面が大きい. 看護師のみならず, ホームヘルパーに対する被害も, もちろん多い. これまで知られているはなはだしい例では, 性的暴行や, 薬物を服用させられた例などがある.

　まず,「リスクが高いと想像される訪問先」をあらかじめ洞察することが重要である. 特に, 夜間の女性看護師単独での訪問には特別に留意をしたい. その上で, そのような訪問先に対しては, 可能な限り, ①男性看護師による訪問, ②看護師2人での訪問, ③運転手同行などの方法を検討したい. ②, ③は, 人件費（あるいは患者の負担する交通費）の大幅な増加を伴うため, 経営的にも簡単な方法ではないが,「リスクが高いと想像される訪問先」には実施することが望ましい.

　不幸にも,「重大な被害」を生じた場合, 話し合いなどで解決しようとせず,「警察に通報のうえ対応する」ことを決断すべきである.

B. 腰　痛

　腰痛は医療従事者の代表的な労働災害である. 腰痛により, 離職する看護師は少なくない. もちろん, 労災の対象である. 北原らの調査によれば, 訪問看護師727人への調査で, 腰痛経者は86.7%, 過去1か月の腰痛経験者は73.2%, 現在腰痛を経験している者は57.2%であった. さらに,「現在腰痛あり」のうち比較的重度の腰痛は26%を占めた.

　北欧やオーストラリアでは, 国の法規で労働者が持ち上げることができる重量が規定されており, それゆえに, リフトなどが普及しているという事情がある. 本邦の看護労働現場においては, 腰痛対策は遅れていたが, 2013年6月に厚生労働省は19年ぶりに腰痛対策指針を改定し, 医療・介護現場における腰痛対策を明瞭に規定した. それでもなお, 現場での普及は遅れているのが現状である.

　腰痛予防の基本は,「単独で重いものを持ち上げないこと」に尽きる. この問題も, 男性に比較して体格・筋力で劣る「女性の単独訪問」の課題という面が大きい. 患者を移動するときに, ①スライドボードあるい

はスライドシートなどを用いて水平移動に近い形で移動する，②リフトなどの機械を利用して持ち上げる，③持ち上げる場合は，二人で持ち上げる，などの方法を取ることが推奨される．これらは，事業所の経営的にも必ずしも容易なことではないが，未来の看護労働はこの方向で進歩すると，筆者は信じている．

<文献>

・福井幸子，細川満子，矢野久子：X県内訪問看護ステーションにおける個人防護具使用と針刺しの実態調査．日本環境感染学会誌．2010；25（5）：286-289.
・渋谷智恵：全国の訪問看護師の血液・体液曝露の実態と今後の課題．日本環境感染学会誌．2012；27（6）：380-388.
・藤田 愛：利用者家族による薬物混入の暴力被害への対応．Community Care．2016；18（2）：10-14.
・保田 淳子（著），垳田 和史（監修）：ノーリフト 持ち上げない介護抱え上げない看護．クリエイツかもがわ，2016.
・厚生労働省：職場における腰痛予防対策指針及び解説．平成25年6月18日 http://www.mhlw.go.jp/stf/houdou/youtsuushishin.html
・北原照代：講演 在宅ケア従事者の腰痛と予防対策．第1回全国在宅医療医歯薬連合会全国大会シンポジウム（3）．「在宅ケアの光と影」2017/5/28.

診察

 在宅医療では,検査手段が乏しいだけに身体診察で多くのことを判断しなくてはならない.バイタルサインや意識状態はもとより,必要に応じて全身をよく診ること,家族からの情報聴取を的確に行うことがキーポイントになる.

1 必要な診療機器

 通常の在宅医療での診察用具は,簡素でさしつかえない(図3-1).最小限の用具は聴診器と血圧計,パルスオキシメーターといえる.その他,筆者らは,ライト,ディスポーザブル舌圧子,ハンマー(打腱器)を用意している.必要に応じて,耳鏡や眼底鏡をそれに加える.

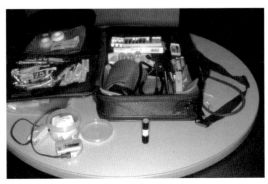

図 3-1. 診察道具

2 問診と家族からの病状聴取

在宅医療では，あらかじめ特別な準備をしないかぎり，患者の臨床像の把握は，もっぱら問診と身体診察によって行うことになる．問診は，外来診療と比較すると，直接介護にあたっている家族からの情報が確実に得られること，生活と療養の環境を直接視認するので，在宅医療のほうがかなり有利である．

特に，認知症のある患者さんが「意識障害（せん妄など）をそれに伴っているかどうか」は，普段の認知・行動能力との変化の度合いを家族から聴取することが重要である．また，在宅医療は障害が重い患者さんを診ることが多いだけに，言語コミュニケーションの能力が失われた患者さんでは，家族からの情報収集に頼って病像把握に努めることになる．

3 身体所見

在宅医療での身体診察の比重は極めて大きい．「念のために検査」というような検査はほとんど不可能であるがゆえに，多くの場合，身体診察による判断を迫られる．

また，急性疾患併発への適切な対応のためには，普段との病状比較が重要である．そのためにも，定期往診で毎回の診察記録を蓄積していくことが重要である．

筆者は，普段の診察では，状態の変化に対する問診，酸素飽和度を含めたバイタルサインチェック，胸部聴診と，下肢の診察は必ず行うことにしている．また，それに加えて，尿道留置カテーテルをもつ患者さんでは尿の観察，気管切開や胃瘻のある患者さんでは，瘻孔のチェックを行う．

A. 自宅での動きを診る

　診察は，自宅の入り口を入ったときから始まる．自宅での患者さんの動きを普段からよく観察しておくと，病状変化があったときに，容易にそれに気づくことができる．ADL のレベルのみならず，軽度の意識障害なども，患者さんの動きをみることで把握できることが珍しくない．

　医師が自宅に伺ったときに「たまたま患者さんがトイレに入っている」というようなシチュエーションがある．こういう場合は，トイレから出てくるところをつぶさに観察したい．実際に行っている ADL レベルを観察するチャンスである．

B. 胸部・腹部・下肢の診察は外来より容易

　在宅医療では，患者さんの多くは「すぐに診察をはじめられる状態」であることが多い．つまり，薄着なので容易に胸部・腹部を露出できる．ベッドに横になっているか，ベッドに近いところにいる．靴をはいておらず，下肢や足を診るのが簡単にできる，などである．特に臥床した方では腹部や下肢の診察はすぐにも可能である．

C. 胸部聴診は，ふだんとの比較が重要

　高齢者・長期臥床者では，安定時でも，心雑音や肺雑音が聴取されることが珍しくない．特に肺の雑音は，背部・側胸部の下部によく聞かれる．心雑音の大部分は，弁膜症（臨床的問題にならないほど軽症なものでも雑音が聞こえることが多い），機能性雑音などが多い．

　肺の雑音は，慢性閉塞性肺疾患，陳旧性肺結核や肺炎の後遺症，肺線維症あるいは肺の一部の線維化，慢性うっ血性心不全などによるものである．こうした安定時の聴診所見を定期往診で把握し，記録しておく．そうすると，発熱や新たな呼吸器症状などが見られたときに，肺の異常所見が新しく出現したものであるのかどうかを的確に判断できる．

　したがって，定期往診での聴診は，スキンシップのためのみならず，ときどきていねいな聴診を行い，所見を図解つきでわかりやすくカルテに記載しておきたい．

D. 褥瘡のチェック

　高齢者がねたきりになってしまい，家族がまだ介護に慣れていない状態では，褥瘡が高率に発生する．したがって，初回訪問時，容態悪化時には，患者・家族からの情報がなくても，仙骨部・腸骨陵部・大転子部・背部・足関節周辺を視診し，褥瘡の有無を見ておく．家族が介護になれ，あるいはホームヘルパー・訪問看護師らが皮膚を日常的に観察している状態になれば，早期発見はそちらにゆだね，毎回皮膚をチェックする必要はないと考える．

E. 下肢の診察

　下肢は浮腫，末梢循環障害などを含めて情報が多い．特に，浮腫の頻度が高い．高齢者では軽度の心不全を伴うことが多く，自宅では体重変化をとらえることが困難なことが多いこともあり，下肢浮腫の状態を毎回観察することは大きな意味がある．

4　その他の身体所見

A. 結膜・眼底の診察

　在宅医療で結膜の診察を依頼されることも多い．結膜炎に関しては軽症のものは在宅医が評価してもよいと考える．在宅医は，眼底は必ずしも診察できる必要はないが，見る技術をもつ医師は自宅で診察することで患者・家族の外来受診の負担を軽減できる．

B. 耳と鼻の診察

　耳の診察や，耳垢除去を依頼されることがある．外耳道・鼓膜の大まかな評価は在宅医が行ってもよいと考える．鼻腔内を診る能力は在宅医には必要ないと思われるが，鼻出血にはしばしば遭遇するので，その評価は大まかにできることが望ましい．

C. 整形外科的診察

腰痛などの患者は多く，在宅医は，筋肉痛，骨や関節の痛み，神経障害性疼痛などを鑑別する基本的な手技を有することが望ましい．転倒患者の診察も多い．整形外科に転送前に大まかな判断を下したい．重要なのが大腿骨骨折の判断である．患側下肢に荷重不能で，足の回外で股関節部の痛みを訴えるときには，大腿骨骨折を疑う．

関節リウマチの患者では関節をこまめに診察し，炎症の変化を知ることが望ましい．

D. 皮　膚

皮膚の診察を求められることも多い．特に，疥癬の皮膚所見を意識的に学習しておきたい．

E. 直腸診察

肛門・直腸粘膜および前立腺の評価が大まかにできることが望ましい．

5 複数医師による診察

筆者らは，在宅医療において，主治医制を基本に置きながらも，ときどきは別の医師が診察するようなシステムを持っている．いかに優れた医師であっても，その技量には常に限界がある．別の医師が新たな観点でときどき診察することで，より診察を精密化でき，医療水準を上げることができると信じている．したがって，ときどき別の医師（研修医でもよい）に自分の患者さんを診察してもらうことは価値が高い．

＜文献＞
・川人明，藤井博之，吉沢敬，和田忠志：今日の在宅診療．医学書院，2002．

第4章

検 査

　設備を要する検査機器を用いた検査ができない点が，在宅医療の一つの特性でもある．そのときどきの患者さんの臨床像に応じて，在宅医療の現場でできる検査をうまく組み合わせて実施するとともに，必要に応じて病院連携により，病院での検査を適時行い，病像を把握するようにしたい．

1 在宅医療でどのような検査をするか

　病院と自宅との大きな違いの一つは，「検査機器がない」ことである．もともと，患者さんは通院困難だから在宅医療を受けているのであり，発熱などのたびに「念のため胸部X線をとるから病院に連れて行くように」といわれても，患者・家族の負担が大きい．また，患者さんの一群は「どうしても病院に行きたくないから在宅医療を受けている方々」であり，よほどの理由でもない限り「病院で検査を」というわけにもいかない．
　こうした制約から，在宅医療での臨床検査は，外来・病棟診療とは異なる方法論を取る．基本的には，血液，尿，便，喀痰，膿などの採取，心電図などの検査をうまく使用しながら診療を進め，必要に応じて病院での検査を実施する．

2 導入時の情報取得と定期的な検査

　多くの患者さんは，病院より退院時に在宅医療に導入される．すでに退院して自宅療養に移行している方でも，病院に定期的にかかっている人も少なくない．もちろん，「病院に死んでも行きたくない」という理由で，未治療の方を在宅医療で最初から診ることもあるが，多数例ではない．したがって，病院に入院中・通院中の方に関しては，可能な限りの検査データを紹介医から取得することがキーポイントである．なお，医療機関にかかっていても，紹介状を持たないで導入を希望される患者さんもときにいるが，その場合でも，ぜひ，前医から診療情報を得る努力をしたい．

　また，安定した患者さんのショートステイ入院や，特定の治療目的入院などで「病院に行く機会がある」ときには，本来の目的以外にも，在宅医が欲しい情報の得られる検査を病院に依頼したい．この場合，DPC（Diagnostic Procedure Combination）を採用している病院では，現疾患以外の検査が制限されているため，「ついでに検査をお願い」することが困難である．入院先が中小病院や有床診療所の場合には，「ついでに検査をお願い」することは大きな支障はない．

　そのほか，年1回程度の日帰り，あるいは1～2泊入院での検査も有用である．このようにして，病診連携の中で，患者さんに対する情報を在宅医側に蓄積するようにしたい．

3 急性疾患への対応と自宅で可能な検査

　現代の在宅医療において，「急性疾患に対しては，在宅医療は診断学的に有力な手段ではない」ことは繰り返し述べてきた．事前に紹介医からの情報がない「初診急性疾患」の方に対して，自宅で正確に診断をつけ，適切な治療を開始することは必ずしも容易ではない．したがって，

初診の急性疾患患者さんに往診を実施するかどうかは慎重であるべきだし,「往診は診断学的に有力ではないこと,往診の上やはり病院検査を勧めることもしばしばあること」を説明の上,なお,往診を希望する場合に,筆者は赴くことにしている.ただし,「死んでも病院に行きたくない」方などはその限りではない.一方,すでに定期往診を継続的に行っている患者さんに対しての急性疾患対応は,基礎的病態がわかっているだけに困難が少ない.

在宅医療で最も重要な検査は血液検査である.在宅医療での急性増悪の最多のものは感染症であり,血液検査だけでも有力な情報が得られる.その場合,血液検査で最も有用なのは,白血球数と血液像,CRP であり,続いて電解質,腎機能検査が挙げられる.肝機能検査も,腹部症状に乏しい胆道系感染症の診断に有効であることがあり,同時実施しておくのがよい.

筆者らは,(白血球像を含めた)血算,CRP のほか,AST（GOT）・ALT（GPT）・ALP・BUN・CRE・CHO・Na・K・Cl,血糖を実施する.その他,心不全の判断に BNP を測定したり,精神症状や活動性低下のある患者さんに TSH を測定する方法も有用である.血液検査に加え,必要に応じて,尿検査,細菌培養検査などを組み合わせる.

また,ポータブル心電計を用いた心電図検査では,簡単に十二誘導心電図が得られる.コンピュータ接続型の小型の心電計が自宅で使用するには便利である.ホルター心電図も外注で可能である.

X 線検査装置については,CR（computed radiography）の発達により,自宅でも比較的簡便に撮影できるようになっており,胸部 X 線写真や骨折評価に使用されている.しかし,在宅での X 線検査を行う医療機関はそれほど多くはない.

超音波検査については,充電式の小型の超音波診断装置が開発され,自宅でも困難なく超音波検査ができるようになってきた.自宅での用途としては,がんの進展の評価,結石などの評価,心機能などの評価,穿刺を自宅で行う場合のガイドなど,がある.

血液ガス検査は,自宅で簡易に行える小型の検査機器が存在するが,

それほど多くの在宅医療機関で使用されているわけではない.

　自宅で内視鏡検査を実施する在宅医もある．消化管などの内視鏡検査は，自宅は合併症対応が病院に比べて非常に弱い場であることを考慮の上，十分な技能を持つ医師のみが行うべきと思われる．その他，胃瘻カテーテル交換時に内視鏡を使用する医師が増えてきた．

4 在宅医療における設備や病診連携の考え方

　「在宅医がX線やその他の機器を持つべきか」という点に関しては，筆者は，あまり多くの検査機器を持つ必要はないのではないかと考えている．これから在宅医療を始めようとする方に関していえば，開始時においては，X線検査装置，超音波診断装置，血液ガス検査装置などはそろえなくてもよいと考える．開始してから，必要に応じて，また，その医師の有する技量に応じて，そろえてはどうであろうか．

　むしろ，「身体所見と血液検査を中心とした検査の有用性と限界」をよく知って在宅医療を実施すること，そして，有力な連携病院をしっかり持ち，必要に応じて，在宅医療と病院を使い分けながら検査を行うことが重要である．それにより，在宅医は，多くの検査機器を持つことなく，多くの臨床場面で，在宅医療を円滑に実施できると考える．

＜文献＞

- 和田忠志：在宅医療における診断と技術．在宅医学，P59～69，メディカルレビュー社，2008．

第5章

家族のエンパワメント

　重い障害者が自宅で生存するためには介護力が必要である．つまり，在宅医療を実施する大前提として「自宅での介護力」の存在がどうしても必要である．介護保険施行後，介護サービスが充実してきたとはいえ，なお，現在でも，在宅療養は，家族介護力に依拠する医療形態であり，「家族を支える」ことは在宅医療の根幹に関わる技能である．

　医師は，「指導する」というニュアンスよりは，家族のポテンシャルを引き出し，家族が「自宅で療養者とともに暮らすことに自信と満足感を増していく」という形で家族を支援できることが理想である．

1 在宅医療を取り巻く環境と家族の境遇について

　「核家族化」と「家族の高齢化」は，家族介護の弱体化を招いている．高齢者人口の増加とともに，老夫婦や独居高齢者が多くなり，老人ホームやグループホームの「介護力」に依拠して暮らす高齢者も増えてきた．その意味では，「家族介護力は弱体化」している．しかし，今なお，人工呼吸器装着者や気管切開後の患者さんは，老人ホームやグループホームで療養することは困難であるが，（介護する家族がいれば）自宅には居られるのである．その意味では，「家族介護が最強の介護力である」ということもできる．

　もうひとつ近年の特徴を書いておきたい．あえて誤解を恐れずにいえば，以前は，在宅医療は主に「家族に恵まれた人が受ける医療」であっ

た．しかし，長期構造不況のなかで「親を施設に入れる予定だったが，息子が失業したので親の年金を頼りにするために自宅で看ることにした」などの例も散見される．このような例では，積極的に在宅医療を家族が選択したわけではない点で，家族のエンパワメントに困難をきたしやすいことを認識しておきたい．

2 家族の方法論を学ぶこと

　家族の介護方法はバリエーションが大きい．また，介護する家族の意欲や生活スタイルもまちまちである．医療従事者から見て，やや介護方法が粗雑に見えても，それが基本的な生活スタイルだったり，表面的には介護意欲が強くなさそうに見えても，深い愛情を持っていることもある．基本的には，「家族の方法論」をできるだけ尊重して治療を進めることが望ましい．家族が長年培ってきた本人への対応方法や，介護方法は簡単には変容不能であり，むしろ，医療従事者側がそれを学んで，その方法を生かしつつ，在宅医療現場での治療を構築するほうがうまくいくといえる．

3 家族の構造変化を知る

A. 在宅医療開始時には，「家庭」は混乱していることが多い

　在宅医療開始時には，「家庭」は混乱していることが多い．その「混乱」がどのようなものかを大まかに把握したい．
　一般に在宅医療が開始されるときは次のような状況である．健康であった人が「疾患・外傷を得てADLレベルが低下し，居宅に帰ってくる」「認知機能が低下し，自力での行動能力に大きな支障をきたしている」パターンが多いと思う．

この場合，家族の一人に介助が必要となり，「家族全体の構造」に変化が生じている．この構造変化のために，家族の一人ひとり（およびその総体としての家庭）は多かれ少なかれ混乱している，といってよい．

　多くの場合，主介護者は在宅介護のノウハウを獲得し，家族構成員は新たな状況に適応することで，家庭は安定化に向かう．余力の少ない家族の場合，まとまりをにわかには取り戻すことができないこともある．いずれにせよ，介護保険をはじめとした社会的資源の有効な活用は，家族の回復過程に有効である．

B．本人や主介護者の家族における位置把握

　このような場面に遭遇したとき，大切な点が，「これまでの〈患者本人〉の家族のなかでの位置づけ」を推測することである．本人の過去の家庭での役割が大きければ大きいほど，本人が動けなくなったときの家族の痛手は大きい．

　最も深刻な場合は，障害を得た本人が，それまで主にリーダーシップを取り，他の構成メンバーを有形無形に支えてきた場合である．この「リーダーシップを取る者」は，必ずしも「表向きに発言している人」ではない．また，必ずしも，「経済的な大黒柱」でもない．例えば，「表向きに発言」する長男よりは，嫁が気をきかせて家族全体の面倒を見ていることもある．そして，リーダーシップを取る人が不在になったとき，家族のなかで「本人をどう介護していくか」を組み立てることが，にわかには困難である．

　あるいは，ずっとリーダーシップを取り続けてきた人ががんになったとき，「自分ですべての決着をつけなければならない」と考え，最期のときを過ごす病院の手配，葬儀や墓の準備まで行おうとすることすらある．

　逆に，「患者本人とは別の人がリーダーシップを取っていた家庭」では痛手は少ない．たいていは，介護体制を円滑に整えることができよう．そういう家族の「痛手の大きさ」を感受することは有益である．医療従事者は，一方的に「キーパーソン」を定めて，家族との意思決定をしよ

うとする傾向がある．しかし，リーダーを失っている家庭では，キーパーソンを設定してもキーパーソンの機能自体に問題がある．

　また，家族によって，家族がまとまりを取り戻すまでの時間はまちまちである．家族にさまざまな支援を提供しながら新しいリーダーシップを取る人間の出現を「待つ」が，出現が簡単には期待できない場合もある．すぐに，リーダーシップをとる人間が出現し，選手交代して，うまく対応できることがある．しかし，新たなリーダーシップをとる人間の出現に数か月かかることもある．この回復のプロセスに私たちは神経をとがらせたい．

　医療従事者が，「家族の回復のプロセス」に鈍感なまま，キーパーソンを定めて意思決定をしようとしても，うまくいくとは限らない．新たなリーダーシップをとる人間が出現しているとき，その人を上手に把握し，キーパーソンとして対話する必要がある．「配偶者をキーパーソンとしよう」とか「長男をキーパーソンとしよう」というような親族内の序列でキーパーソンを決めるのではなく，新たなリーダーシップをとる人間が出現しているかどうか，その人が誰なのか，に着目する必要がある．このようなプロセスに臨床家は敏感でないと，家族との適切な対話が不可能となりうる．

C．ときには実質独居という認識を行う

　リーダーシップを取る人が障害を得ると，他のメンバーは一時的に「烏合の衆」のようになることがあり，家族のまとまりの回復にも時間がかかりうる．この場合，「家族はいるがねたきりの高齢者が飢餓に瀕している」などの例として，私たちの前に現れるかもしれない．

　筆者らは，このような例を含めて，「同居家族がうまく患者本人に対応できない例」を「実質独居」と認識する．過去の家庭内の葛藤が大きく，「家族が介護する気になれない」ケースもある．これらのケースでは，いずれにしろ，「独居者に対応するように」，私たちは対応する必要がある．

4 家族には歴史がある

A. 家族の歴史を認識する

　すでに述べたように，家族は変化し，成長し，傷つき，回復する．家族には，個々のメンバーが相互に体験してきた歴史がある．その歴史に着目することは在宅医療を円滑に行う上で欠かせない．

　例えば，「いつも配偶者が患者本人に冷淡にふるまって」いたり，「娘が母親である患者に高圧的に話す」のを見ることがある．このような場合，その態度に関して，「ご本人の障害を理解してやさしく」とか「こういう点は相手を理解して助けてみては」などと説得を試みることは，しばしば無意味である．

　また，「病状説明」で治療や介護の方法を理解してもらおうとしても，これまでの生活の方法との齟齬(そご)があるときには受け入れられないことも多い．

B. 家族の歴史に関わること

　家族の対応は，「本人の今までの生き方」に対する，親愛や感謝や尊敬であるとともに，諦めや復讐や敵意の表出でもある．すなわち，家族間の対応形態は，しばしば，何十年という関わりで醸成されたものである．それは，最近知りあった医師が説得して簡単に変わるものではない．「医師の説得の権威」は，治療構造を医師が完全にコントロールする入院治療では絶大であるが，在宅医療ではしばしば「無力」である．

　むしろ，説得して変化を強引に試みることは，家族は（表向きは応じるような振舞いをしても）内面では反発を強める可能性がある．その結果，家族が「今後，この医師には本心は吐露できない」感触を持ちかねない．

　例えば，配偶者の冷淡な対応は，本人が健康だったときに配偶者に何十年も加え続けた暴力に対する「復讐」かもしれない．そのような家族の歴史的実相を簡単には聴取できない．私の経験では，このような過去

第5章　家族のエンパワメント

の虐待はまれではない．

C．家族は癒されうる

　そのような家族の対応は，長年培われたものだからといって，必ずしも変化しないわけではない．医療従事者や福祉職が継続的に関わることで，介護負担が軽減し，心理的にも余裕が出てくると，知らず知らずのうちに家族の本人への対応にも「ゆとり」が出てくることがある．そして，少しずつ，家族の本人対応が変化するのを私たちが感じることがある．そのような家族に対する「在宅ケアの癒しの力」は，多かれ少なかれ，期待してよいと考える．

＜文献＞
・和田忠志：こんなときどうする？ホームヘルパーと家族のための医療講座．医歯薬出版，2008．
・和田忠志，セントケア：訪問介護サービスハンドブック．中央法規出版，2007．

第6章

緩和ケア

　本章は，在宅医療における「緩和ケア」の導入編である．主にがん患者さんに関わるなかから，筆者らが認識したことを記載してみたい．この記載は，主に，がん患者さんやご家族との対話を通して得られたものであるが，がん患者さん以外の緩和ケア，あるいは医療全般における問題解決にも，多少なりとも資するのではないかと考えている．

1 「バーチャルな告知」の現実

A.「バーチャルな告知」とは

　本人の意思であれ，そうでない場合であれ，在宅医療に導入されてくるがん患者さんは，すべて治癒不能な方である．しかも，予後は数か月以内の方が圧倒的に多数である．そして，私たちが患者さんと対話するとき次のことを感じる．つまり，患者さんは，病名のみならず実に多くの検査データや薬物の名称まで詳しく知っているにも関わらず，「自分の運命」については認識が乏しい方が多いのである．患者さんは「おびただしい量の情報の告知」を受けているが，それが本人の運命と切り離されて認識されている点において，それを「バーチャルな告知」と筆者は呼んでいる．

　例えば，次のような脈絡で患者さんは認識している．「私は○○癌だといわれて治療を受けていました．手術をして二年後に○○と，△△と，××に転移があるといわれました．そして，抗がん剤の治療を受ける

ことになり，3回受けました．1回目は…という経過でした．2回目は…という経過でした．3回目は，すぐに効かなくなり，新しい○という薬を使うことになりました．その薬を…の量で○日間使用すると，CTで腫瘍の影が小さくなったそうです．しかし，肝臓の機能が悪くなったので中止になりました．肝臓を守る…という薬も使用しました．その後，肺炎が起こったので，抗生物質を○日間注射し，それは治りました．次に…という新しい抗がん剤を使用しました．ところが，○日後に，白血球が少なくなったので，白血球を増やす薬を使うことになりました．白血球数がよくなったのでいったん退院になりました．CTでの腫瘍の影が小さくなったままと聞いています．もう1回の…の抗がん剤治療はやってもやらなくてもいい，と病院の先生はおっしゃるのですが，先生はやったほうがいいと思われますか？」

　というような話を，患者さんは私たちにされるのである．つまり，「何を使用した．検査がどうなった．次に何を使用した．検査がそうするとどうなった」という，そういうことをこと細かに，ずっと医師と患者が対話し続けてきた，という印象なのである．

　その話のテーマはもっぱら狭義の治療内容と検査データのみである．患者さんは，手元に膨大な検査データや説明文書の複写を持ちながら，自分の運命に関して明確には認識していないことが多い．例えば，予後1か月もないであろうと思われるような患者さんが「こんどの抗がん剤にかけるつもりです」といったりするのである．あるいは，そういう「何を使用した．検査がどうなった」という長い対話の末に，病院医師に「当院でやることはこれですべて終了しました．紹介状を書きますから，あとはお近くの病院にかかってください」と言われるのである．

B．舞台裏の支援者として

　そもそも，医師という職業は対人援助職である．つまり，「人助け」が仕事である．「主役」は患者さんである．医師は脇役でもない．脇役はご家族や友人たちであろう．医師は舞台裏，あるいは，舞台下スタッフである．その意味では，人生という舞台において，黒子である医師は

できるだけ表に出ないほうがよい．医師は舞台裏で，「主役が人生を生ききれる」ように支援するのが本業であると思う．このことは，在宅医療において際立つと考えている．例えば，病院で行われる専門的治療の多くは（患者さんにとって人生の大事件ではあるものの）比較的短期間であり，それを切り抜けると患者さんは元の生活に戻れることも多い．その意味で，専門的治療の多くは，その限定的な治療空間で「医師が主役として治療を行ってもうまくいく」（患者さんは「先生にお任せします」という話でうまくいく）ことが多い．しかし，在宅療養や緩和ケアの空間は「人生そのもの」であり，医師は舞台裏で，「主役が人生を生ききれる」支援をする役割になるのである．

　私たちの仕事が対人援助職である限りにおいて，私たちの医療やケアの目的は，「主役が自分の価値観で，自分の生活スタイルで，残された時間が短くても，その時間を有効かつ満足いくように使い，人生を生ききれる」ことにある．「バーチャルな告知」の最大の問題点は，「主役が人生を生ききれる」ように支援する視点が乏しいことにある．そもそも，舞台裏スタッフが，主役の演技を知らないで務まることはありえない．「バーチャルな告知」で行われる対話は，舞台裏スタッフである医師が「主役の演じたいことをあまり知ろうとしなくても，舞台裏の仕事ができる」と思っているために生じるような気がしてならない．

　患者さんには，家族があり，生活があり，仕事がある．これらをやり切って最期を迎えることが主役の役割である．もちろん，治癒可能な場合には，一時的に，生活や仕事を犠牲にして治療に専念することは悪いことではない．それでもその治療とは，いずれにせよ「主役が人生を生ききれる」ための手段として行われる．

　さて，残された時間が限られているとき，舞台裏スタッフである私たちの仕事はどうあるべきか．単に「どのような薬を使用する」とか，「検査結果がどうである」という対話だけでは不十分だと思う．もし，舞台で懸命に演じている主役が，「知らないうちに終了時刻になってしまった」とか，「自分の運命を知っていればやっておきたかったことをできないままに終了時刻が来た」とすると，援助をしている者としては役不

足かもしれない．そうすると，舞台裏スタッフである私たちとしては，主役が何を演じたいのか，をある程度は知る必要がある．そもそも，舞台裏スタッフが主役の演技を全く知らないで務まることはありえない気がするのである．

C. 治癒不能患者における告知について
―患者の本心の希望を聴くこと―

　私は，昨今の「告知」や「インフォームド・コンセント」という言葉の使われ方に違和感を感じるのである．

　というのも，それが「医師→患者」の情報の流れを表す言葉として使われるからである．しかし，本質的な流れは「患者→医師」にあろう．舞台裏スタッフである私たちの仕事は「患者の本心からの希望を語っていただき，その希望を実現する手伝いをする」ことではないか．医師が，患者のうちにあるものより勝る本質的なことを知っていて，それを告げたり説得するニュアンスが，昨今の「告知」や「インフォームド・コンセント」にあるように感じられるが，違和感を覚える．ましてや，それを「紙の上で主に行う手法」では患者との有効な対話は成立しにくいのではないか．

　私たちの仕事は「患者の本心を聴くこと」につきると思う．例えば，このような治療をしたいとか，したくないとか，最期はどこで迎えたいとか，それまでに何をしたいとか，そういう「本心の希望」を聴くことである．私たちは患者の判断材料としての情報提供をする．それが「病状説明」だが，それは患者が「真実の意思決定」をするためのものであるから，虚偽の情報では役に立たない．真実を語らなければならない．そういうふうに認識している．ご本人の「知りたくない権利」には考慮しつつも，である．

　とりわけ，治癒し得ないがん患者の在宅医療では，患者が自らの運命を決する作業において告知の有無は決定的であることが多い．治癒したいと思わない患者は一人もいない．したがって，病気と闘うことが前提であれば，病院が特別に嫌いでない患者を除き，多くの患者は「治ろう」

として病院に行こうとするであろう．そして，治るために幾多の苦しみに対決するであろう．そこには在宅医療選択の余地はない．

　逆に，「不治の病にかかっていること」を知れば，本人は，それに対応した判断をするようになる．悩み，苦しみながらも，身辺の整理を行い，最期の時間をどう過ごすかを考えるようになろう．そして，治るために苦しみに耐えるのではなく，どう残された時間を安楽かつ有効に過ごすかを考えるようになる．そこに在宅医療の可能性が発生する．つまり，告知をしなければ，在宅医療を選択するチャンスそのものを患者から奪いかねない．ただし，ここでいう告知とは，一般的な病名告知や予後告知である必要はない．ただ，本人が意思決定できるための必要最少限度の情報提供は必要である．私は，「この病気は治すことができないのです」とか，「命にかかわることになると思う」と間接的に語ることもある．いずれにせよ，対話を通じて，患者に情報提供しつつ，患者の本心としての希望を語っていただくこと，これが，在宅医療導入における重要なプロセスであると考える．

D．大臣・事務次官モデル
―告知とインフォームド・コンセント―

　「患者さんと医師との関係」を「大臣と事務次官との関係」にたとえてみる．事務次官というのは，当該省庁のもっとも優れた官僚であり，30年以上行政官として政策に携わったプロ中のプロであり，政策についての知識は大臣よりもはるかに豊富である．しかし，事務次官は大臣に進言することはできるが，「決めるのは大臣」である．主役は当然大臣であり，新聞に取り上げられるのも「大臣の決断内容」である．しかも，大臣も事務次官も多忙なので，長時間にわたる対話が必ずしも可能なわけではない．事務次官は限られた時間で，本質のみを抽出して要領よく説明し，進言し，しかも，大臣が（日本の行く末が傾いたりしないように）有効な決断ができるような情報提供をする必要がある．

　つまり，事務次官は，「自分より知識の少ない人に，その人がわかる言葉で，しかも，短時間で，要領よく，本質的なことを，その人がより

第6章　緩和ケア

よい決断ができるような形で対話する」必要があるのである．そして，決めるのは「その話を聞いて考えた本人」であり，情報提供した人が決めるのではない．また，決める人が主役であり，情報提供する専門家は裏方である．これは，医師の仕事と同じである．これが，インフォームド・コンセントの本質的なあり方を提示している一つの例ではないかと思う．

2 せめぎあいとの対面

　在宅医療の導入でせめぎあいとの対面が必要なパターンの一つが，専門病院で積極的な延命治療が行われ，ある日，患者さんが「治療は終了しました．これ以上行うことはありません．在宅医療の先生を紹介しましょう」といわれて紹介される場合である．このような紹介には，「患者さんの自発性による選択」ではなく，「消去法で医師から告げられた紹介先」が在宅医療である，という本質的問題がある．これまで，治療一本で，がんと戦う発想で患者さんががんと対面してきた場合には，急激な方向転換は精神的には困難である．病院で治療にあたった専門医師は，疾患の告知も行い，できる治療の範囲も明確に述べていても，医師から在宅医療の話が突然出てくるように患者が感受するかぎり，患者の戸惑いはにわかには克服されない．

　治癒し得ないがん患者の場合，在宅医療に入るとは，自宅での緩和ケア開始を意味するのであり，それは，多かれ少なかれ延命治療の放棄という意味を包含している．患者さんは，希望の火を消さないために治療に耐えてきたのに，突然その火が消えたような喪失感に襲われる．家族も，患者を自宅に置くことに対し，「手を尽くしていないのではないか，見殺しにするのではないか」という罪悪感に似た感覚を当初は拭い去ることができない．もちろん，在宅医療と延命治療は二律背反ではないにしても，積極的延命治療ではない．この患者さんのせめぎあいとの対面は，私たちに課された大切な仕事と認識する．それは，疾患が治癒し得

ないことを前提として，どう残された時間を過ごしたいか，を聴く対話に尽きるが，それにより在宅医療を最終的に求めるようになる方も多いからである．ただ，このせめぎあいを克服することは短時間では容易ではなく，月単位の時間が必要なこともある．対話を続けながら，いったん入院していただき，入院治療と自宅での治療の違いを改めて認識してもらう作業が必要なこともある．

逆に，自発的に自宅を治療の場として選んだ患者さんの診療は，在宅医療を行う治療的合意がおのずから成り立っている意味において，比較的容易である．このような患者さんの多くは，病院が嫌いである方や，痛みの伴う治療を受けることに強い抵抗を感じる方々である．病院でのオーソドックスな治療を自ら中途で打ちきって，私たちの扉をたたかれる方もおられる．このような方々は，延命治療の放棄を自ら希望されたのであり，私たちは自宅での緩和ケアに徹すればよい，という意味で，対応はそれほど困難ではない．

A．本心を聴くことは「プロセス」である
―プロセスとしての「意思決定支援」―

本心を聴くことの重要性を上に述べてきた．しかし，患者さんや家族が「本心を自覚する」ことに時間がかかることが少なくない．つまり，「本心を語る準備が熟成する」まで待つ必要があることが少なくない．このことは重要な認識なので，記載しておきたい．

第1章で在宅療養を開始することに対してだけでも強い不安を持っている患者さんやご家族がいることを述べた．このような方に，「自宅で最期までやりますか」という問いをかけることは，危険である．ただでさえ怖がっている人に，もっと恐ろしい話をもちかける，ということだからである．このような人には，筆者は，「いつでも入院できる病院がある」ことをしっかり保証し，「とりあえず在宅療養を始めてみましょう」というような話をするのである．後述するが，そのように「とりあえず始めた在宅療養」で，最期まで行けることは珍しくない．したがって，最初は「とりあえず始める」で差し支えない．

退院前カンファレンスなどで「しっかり最後まで見通したうえで，今の方針を討論しないと，いい方針を立てることができない．自宅での看取りをどうするかということを明確にしてから今後の方針の細部を決定すべき」などと，一見，理路整然とした意見を語る方がいるが，筆者は，「退院して在宅療養を開始するだけでも，不安でしょうがない人も多いのです．そのような場合，「生命の限界に達する」ことを考えるだけで，気が遠くなる気持ちがする」人も珍しくありません．ともかく，以後のことは私たち在宅医療側にお任せいただき，とりあえず円滑に在宅療養を始めることだけを考えて頂ければ結構です．」とお話しすることがある．
　筆者は，〈最初は「とりあえず始める」で差し支えない〉と書いた．まずは，在宅療養における介護を「体験する」ことが重要だからである．
　この患者と家族の「体験」において特に重要な役割を果たすのが訪問看護師である．第一に，訪問看護師は在宅療養やケアのスキルを本人や家族に伝えることができる．看護師に実地指導を受けながら療養することで，本人は「自宅療養に対するスキル」を，また，介護する家族は「患者をケアするスキル」を向上させることができる．これにより，次第に，本人・家族は，「やれそうだ」「大丈夫だ」と，自宅療養に対する自信を深めることができる．第二に，医療的トラブルに対する対応である．自宅療養中には，発熱，嘔吐，痛みなど，様々な医療的トラブルが生じる．そのようなトラブルに遭遇しても，「訪問看護師（および医師）とともに対応すれば，自宅でその大部分を乗り切れる」ことを，本人・家族は体験するであろう．このように自宅で数々の医療的トラブルを乗り切る体験蓄積によって，本人・家族は，「少々の医療的トラブルでは動じなくなっていく」のである．
　そして初めて，どのような療養生活が可能かを自覚でき，自宅療養をしながら「何をしたいのか」という真の希望を語れるようになっていくのである．
　これが「意思決定支援」である．つまり，意思決定には，プロセスが必要であり，体験蓄積を通して，思いが明確になり，意思表示が可能になっていくのである．すでに述べたように，その境地に本人・家族が達

するためには，専門職のたゆまない支援の蓄積が必要である．このようにして，「本当に自宅で看取ることができるでしょうか」と心配していた家族が，「やれそうだ」という実感を手にできるのである．

B. がんの場合

がん患者では，「疼痛コントロールの手法が定式化されている」点では，非がん疾患の緩和ケアより有利である．また，末期がん患者の場合，予後（今後の経過のこと）が確定的であるため，患者も家族も「いったん腹を決め」たら，気持ちのゆるぎなく在宅療養に専念可能である．また，短期決戦であるため，家族介護者も「一気に走りきることができる」点でも有利である．

本人も家族も，在宅療養を初めて開始するときには，「清水の舞台から飛び降りる」ような気持ちで開始する．その葛藤の強い時期である「在宅医療開始当初」に，「最期まで自宅で療養する」かどうかという問いを，医療従事者から切り出す必要はない．そのことは，さらなる心理的負担を与えるからである．

むしろ，在宅療養を開始してみて，患者や家族が療養生活に慣れ，医師や看護師に支えられて，在宅介護に対する実感をしっかり持てば，すでに述べたように「最期まで自宅で介護する」ことを容易に決断できるようになりえる．したがって，「最期まで自宅で介護する」ことを話題にするのは，在宅医療開始当初ではなく，しばらくして期が熟してからでも遅くはない．

C. 非がんの場合

非がん疾患の緩和ケアは長期戦である．非がん疾患の在宅医療（慢性期医療）そのものが，「非がん疾患の緩和ケア」であると言っても過言ではない．

次第に衰弱していく本人のプロセスを，家族は長い時間の経過で見ていくことができ，死に対する「家族の受容」を長い経過の中で促すことができる点で，「非がん疾患の緩和ケア」は有利である．一方で，「非が

表6-1. がんと非がんの緩和ケアの特徴

	がんの緩和ケア	非がんの緩和ケア
予後	明確	不明確
介護の期間	短い	長い
家族の受容を促す時間的ゆとり	短い	長い
家族の疲弊	疲弊せず乗り切れることが多い	しばしば疲弊しがち

ん疾患の緩和ケア」は長期戦であるがゆえに,家族の疲弊に留意し,家族を長期経過のなかで支援し,休息させる手法を持つ必要がある.

D. ある事例を通じて―意思決定支援は早すぎず遅すぎないタイミングがある―

　筆者は次のような例に遭遇したことがある.40歳代女性の末期がん事例である.

　在宅医療を開始して,数回目の訪問時に,彼女は「最期は病院でむかえたい」と語った.「なぜですか」,と尋ねてみると,「(主介護者である)夫がだめだというのです」という話であった.筆者は,「彼女が夫にそのことを訪ねた時期が早すぎた」ことを直観した.そこで,「そのことをご主人にはいつ尋ねましたか」と尋ねてみると,「退院直前に聞きました」という話であった.

　彼女は自宅で最期まで療養したいと考えていたため,退院時(在宅療養開始時)に,主介護者である夫に対して,「自宅で最期まで療養したい」と相談した.しかし,夫は,それは難しいと答えたのである.在宅療養を開始するだけでも不安に満ちている家族に,「自宅で最期まですごしたい」という提案をしたため,夫がその段階では,その提案に耐えられなかったのである.一方,すでに何度かの面談で,筆者は,夫が,患者本人に対して深い愛情を持っており,思慮深く在宅療養を構築しつつあることを知っていた.

　そこで,筆者は,「あなたは,それを聴くのが早すぎたのです.ご主

人は退院時には，自宅でどのように療養生活を過ごすかのイメージがわかず，不安だったから無理だと判断したのです．しかし，ご主人は，在宅療養というものを急速に理解し，どんどん介護や看護のやり方も習得していて，今では，かなり「やれそうだ」という実感を持ってきていると思います．もう一回，「最期まで自宅にいていいか」と，時機を見て，聞いてみるといいと思います．いつ聞くかの時期は，少し私たちにお任せください」という話をした．

つまり，筆者らは，主介護者の夫の心の中に，次第に「安心感」が醸成されていたことを直観していたのである．このように，医師や看護師をはじめとした医療従事者に支援を受けるプロセスの中で，介護者は次第に，患者の様々な問題点に自宅で対処できることを知り，介護や看護の方法を習得する．すると，「やれそうだ」「大丈夫だ」という感覚が，次第に熟成されるのである．別の言い方をすれば，「介護者が次第に自信を獲得する」といってもよい．このような安心感が醸成されると，介護者は「最期までやれそうだ」という確信を持てるようになる．それは，概念的な「最期までやる」という言葉の理解ではない．体験的に獲得した真の「自信」である．

このように，患者や家族と語るとき，その患者や家族の「在宅療養の成熟」のプロセスを見極め，その成熟度に合わせた，その都度の対話をすることが理想である．そして，十分に「在宅療養が成熟している場合」や「本人・家族の覚悟が決まっている場合」では，「最期までやる」ことはすでに既決事項であり，もう，私たちは，患者あるいは家族とそのことを「話す必要がない」ことすらある．

一方で，最初は在宅療養を「とりあえず始める」ことの重要性を，再度，述べておきたい．というのは，初めて在宅療養に移行する人（特にがんの人や小児）などは，在宅療養に移行することだけでも，「恐くて恐くてたまらない」という人（本人・家族）が珍しくないのである．その場合，支援者側が「ちょっとだけでも，とりあえず，在宅療養してみよう」という話をしてみると，なんとか開始できるのである．在宅療養を開始し，多くの支援者に支えられている実感を体験すると，しだいに

安心感を獲得し，本人・家族は，「これなら大丈夫だ」「なんとかやれそうだ」という実感を獲得して，最期までやれるようになることも多い．つまり，「最期までやりたいという覚悟の人」だけでなく，当初は，「覚悟がない人」も，「とりあえず在宅で行けるところまで行くという気持ちの人」も含めて，広い裾野の人に対して，「在宅療養を開始してみる」ことに価値があるということである．

3 人間関係の中で死のあり方を選択していくこと

　私たちから見て，患者さんが自宅で過ごしたいと望んでいるとしか思えないときでも，次第にADL低下をきたし介助を要するようになると，入院を希望することがある．そして，真意を尋ねると，患者は「最期を病院で迎えようとしている」と語るのである．このような場合，患者は，内心では自宅に最期までいたいが，介護者である家族に迷惑をかけることを慮って，最期の場所を病院としたいと語っている可能性がある．

　このように，患者さんは最後の最期まで周囲の人たちに配慮しながら判断を下していく．家族と本人の間がぎくしゃくしている場合でなくても，真に家族に対する思いやりの気持ちから，このようにふるまう方がいる．患者とは，そういう関係性のなかで死のあり方を模索する存在である．そして，そういう場合，「内なる真意」を患者さんが語ることは通常ない．語ってしまうと，家族がそれを実現しようとすることを患者は知っているからである．「本音を言わないことが美しい」という日本人特有と思われる美意識を持っている人は，今でも少なからず存在する．

　したがって，このような家族への配慮を患者から聞き取ることは，多くの場合困難であるが，直観できることはしばしばある．このような場合にどうするか．この周囲への配慮も自己決定の一部であるから，尊重に値する．ただ，「家族と本人との対話」を今一度試みてもらうのも一法かと思う．あるいは，家族の客観的負担を減らして，患者さんの家族への気がねを軽減する方法もありうる．私たちは，家族が直接負担を負

わなくてすむように，身体介護のヘルパーや家政婦の活用をお勧めすることがある．このような作業が，単に家族の労力負担を減らすばかりでなく，家族を介護からいくぶんなりとも開放するという意味において，介護される患者の心理的負担を軽減できることがある．そのようにして，患者さんが「最期まで自宅にいてもよい」と感じるようになることもあるのである．

4 自己決定はしばしば社会的なものである

　現在の医療では「自己決定」が重視される．とくに文書で自己決定を表すことは，「本人の意思を尊重した証拠である」とされる風潮がある．しかし，私は，それは，しばしば，一種の幻想であると考えている．
　例えば，筋萎縮性側索硬化症の患者さんが「人工呼吸器を装着するかどうか」も自己決定されるべき問題だと認識されている．しかし，それは，わが国において，本当に「自己決定」であろうか．
　例えば，一人暮らしの人が「人工呼吸器を装着したい」という希望を述べることは，まれであろう．ときに，特別に経済的に恵まれている患者さんの場合は，介護者を潤沢につけることを前提にそのような「自己決定」をすることはありえる．しかし，多くの一人暮らしの人は，「人工呼吸器を装着したい」という自己決定をすることは不可能であろう．介護者を潤沢に確保できる可能性が低いという現実があるからである．
　患者さんは，周囲の人びとに配慮しながら自分の運命を決めていく存在であることは既に述べた．これは私の想像であるが，筋萎縮性側索硬化症の患者さんのなかには，内心で「自分の元に配偶者を5年も10年もくぎづけにするくらいならば，もう，この際，ここで自分の人生を終わりにしよう」と考える人もいるであろう．もちろん，それだけが，「人工呼吸器を装着しない」決定に至る理由のすべてではないにしても，その理由の一部を構成していることはしばしばあるのではないかと，私は想像するのである．そして，そのような「本音」を，通常本人は語らな

いであろう．語らずに，「人工呼吸器を装着しない」という「自己決定」を医療従事者に伝えるであろう．この「決定」は，苦渋の選択である．

　これらの「決定」は，本当に「自己」決定なのであろうか．例えは悪いかもしれないが，殿様に「潔く腹を切れ」と暗黙のうちに伝えられた家臣が，「拙者，これにて，切腹させて頂きます」と，自ら言うのに似ている気がしないでもないのである．

　2003年ごろに，上林茂暢氏（龍谷大学社会学部地域福祉学科教授（福祉工学）当時）の講演で，スウェーデンでの一人暮らしの筋萎縮性側索硬化症の患者さんが多数のヘルパーに支えられて生活する写真を見たことがある．当時のスウェーデンでは難病患者さんは優遇され，多くの介護者が配置されるのみならず，ヘルパーを選ぶことすらできるという話を，その講演で聞き，日本との落差に愕然とした記憶がある．もし，上に記載した患者さんが，日本ではなく，スウェーデンにいたとしたら，「人工呼吸器を装着して生存したい」希望を述べた可能性がかなりあるのではないか，と筆者は考えたのである．つまり，自己決定は，個人的なものではなく，社会的なものである．さらに言えば，それが公的介護の充実によって大きく左右されるものであるとすれば，自己決定は医療・福祉経済的なものであるといえると思う．

　その意味で，このような場合，私たちは患者さんの自己決定を，「本人の希望である」と認識してはいけないと考えるのである．患者さんの自己決定は，本当は望まないことであっても，さまざまな配慮のもとに下されるものであり，本人の希望とは必ずしも一致するものではないと，私は考えている．

5　家族への対応

A. 自宅介護への道を拓く

　自宅での末期がん診療は，概して数か月以内の短期決戦であり，時間が限られるだけに，（いつまで続くか見当のつかない老人介護などに比

べて）家族は介護するという決意を行いやすく，また，介護を継続することも，心理的にも経済的にも比較的容易である．しかし，そういう例ばかりではない．日本の在宅医療は基本的に家族介護に依拠する．本人が自宅にいたいと希望しても，家族が患者を介護する労力を負う決意をしなければ，あるいは，家族が患者を自宅に置くことの不安に耐え切れなければ希望は叶えられない．本人が自宅で過ごすことを希望しても「最期まで病院で面倒をみてもらいたい」との意向をもつ家族も少なくない．このような場合に，どう自宅療養への道を開くかは大切な仕事である．

B．家族のせめぎあいとの対面

　家族は，次第に具合の悪くなる患者を見るに忍びない気持ちや，自宅で最期の時が突然来るのではないかという恐怖感，（入院させないことに）手を尽くしていないのではないかという罪悪感と対面せざるを得ない．ここで，24時間いつでも相談に応じる用意があること，病院にいるより家族のもとにいる方が患者に安楽をもたらすことを明確に告げるのは定石どおりである．そして，家族に介護体験がないとき，家族は自宅介護に強い不安を持つ．

　家族が概念的に介護をとらえているうちは不安の解決が難しいが，家族がわずかずつでも介護体験を行うことで克服できることが多い．在宅ケア開始当初は，家族に「最期まで看るかどうか」を決意させる心理的負担を負わせず，「とりあえずの介護体験を行ってもらう」方針は，よい結果をもたらすことが多い．糸口として，プロの介護者を導入して，プロの介護者とともに家族が介護する体制から入るのも一法である．家族が体験を積むうちに次第に介護への不安を軽減し，また，自宅介護が本人にいかに安楽をもたらすかを家族が知るとともに，自然に最期まで介護できることも多い．

　家族には，できるかぎりポジティブな励ましを語ることにしたい．例えば，「ご主人は，家に帰ってきてよかったと何度もいってらっしゃいますね．これはひとえに奥様のお力です．家にいると，ご自分の好きなことをして，好きなものを食べていられるし，皆様がしっかりついてい

らっしゃるから，ご本人は安心していられるのだと思います」「がんは痛い病気だといわれていますが，現在，ご主人はほとんど痛みがないようです．これは，奥様をはじめ，ご家族の方々が親身になって看ておられるからだと思います．本当に幸いなことだと思います」「ご主人，奥様は病院では，余命1か月といわれたそうですが，もう2か月も生存されています．これは，ご主人がいつもそばにいて介護されているお力だと思います」というような言葉である．このような言葉は，家族の力を引き出し，より高めると信じる．

そして，「家族の力が引き出されつつあるプロセス」を，そのときどきで直観すること，同時に，家族の疲弊の度合いを直観することで，より適切なアドバイスなり，エンパワメントを行うことができると考えている．

C. 家族の疲弊を感じること

「家族の疲弊」を考慮する直観を持つようにしたい．家族は，介護に専念するあまり，食事を規則的に取れていなかったり，入浴できていなかったり，夜間ほとんど眠れていないことがある．このような状況の有無を感じ取りたい．夜間眠れていない場合は，「昼寝ができるかどうか」なども，できれば知ることにしたい．

医師が「かなり残された時間が少なくなってまいりました．おそらくは，あと数日かと思われます．早ければ明日か明後日にも生命の限界を迎えられるかもしれません」というような話をするとき，家族は強い緊張感を持って，精魂を込めてその数日間の介護に励むのである．しかし，医師の予想があたらず，その後，患者さんが多少持ち直すこともある．このとき，家族の疲労はピークに達する．「最後の力をふりしぼっての全力疾走のあと，まだ，走り続けなければならないことになった」からである．このようなときの家族の極度の疲労を鑑みたい．

随時，家族の疲弊を考慮する言葉を，介護者にはかけることにしたい．家族は患者のことは話すが，自分のことは話さないことも多い．「奥様，夜は眠れていますか？」「ご主人，朝ごはんは召し上がりましたか？」

というような言葉によって，家族が自分のことを医師に話すきっかけをつかめることがある．

　可能な限り，そのほかの家族の協力，ヘルパーや家政婦など，他者の力もうまく借りながら，家族の疲弊を防ぐような手立てを考えたい．

D. 老衰に対する受容をもたらすこと

　例えば，すでに98歳になった母親を非常に大切に看ている娘さんが，母親が「最近歩くのが弱くなったこと」や，「いつのまにかできた足の変形」や，「昼間ときどき眠りがちになった」ことをたいへん気にされることがある．そして，何か原因があるのではないか，と家族は考え，医学的な原因を除去しさえすれば，もとのようになることを期待されることがある．もちろん，感染症などの急性疾患や，一時的な体調変化によるものは回復するであろう．しかし，老衰による変化は回復し得ない．だが，その娘さんは，母親がもとどおりに元気になることを強く期待して，医療を求めるのである．つまり，その母親は「これまで非常に元気」であったために，家族もその元気さが永続的であることを期待するのである．

　私はそのような場合，例えば，次のように話すことにしている．「娘様，女性は85歳になるとほぼ半分の生き残りになります．生きている人も全員元気なわけではありません．生きている人のうち，もちろん，一定割合の方はねたきりです．しかし，お母様は非常にご立派で，98歳ですが，歩くこともできますし，非常にしっかりお話もされます．健康に関しては，特別な成績優秀者です．これは，娘さんたちがとてもお母様を大切にされてきたことが大きいと思います」

　つまり，ご本人や娘さんの健康への努力を評価する形で，「避けられない老衰の摂理」を伝えようとするのである．

　また，そのような超高齢のお年寄りを介護する熱心なご家族が，食べ物のことを心配し，「食べ物で何か気をつけたほうがよいでしょうか．糖尿病などにならないようにするにはどうすればよいのでしょうか？」などと訪ねてくることがある．

そのような場合，例えば，「いえ，これまでの食生活がよかったので，お母様はこのように元気で長生きされたわけです．ですから，これからも，ご本人のお好きなものを食べさせてあげてはいかがでしょうか」というふうにお答えすることがある．

E．幼児や学童の家族メンバーに対して

臨終に近い患者を診療するとき，家族の構成メンバーには，できる限り，幼児や学童も含めて，介護現場にいてもらうことをお勧めする．筆者は幼児や学童も，親族の死を体験的に理解できると信じる．そのようにして，家族の構成メンバーが，本人の死を，突然のものとしてではなく連続的なものとしてとらえることにより，幾分でも事後の悲嘆が軽減されることを期待するのである．

小学生の孫が，学校から帰ってくると，まず祖母や祖父の床の横に来て，「ただいま」と声をかける光景も見かける．最期のときを迎えつつある祖母や祖父のベッドの周囲で，孫やひ孫たちが，「鬼ごっこ」などの遊びをして，大声で騒いでいることは珍しくない．今そこで大声で騒いでいる子供が，クレヨンなどで書いた「おばあちゃんがんばって」というような張り紙がベッド脇の壁に貼られていたりもする．訪問中の医師や看護師に，幼児がにこにこして「まとわりついてくる」こともよく経験する．医師に子供がまとわりついてくると，家族が「じゃましちゃだめ，あっち行きなさい」と叱ることもあるが，私としては，特別な差しさわりがない限り，児童にも幼児にも「診察への付き添い」をしてもらうことにしている．そうこうしているうちに，子供たちも，医師や看護師の訪問を楽しみに待つようになることもしばしば経験する．このような現場に同席する孫やひ孫の体験を，貴重なものであると信じたい．

F．予測を語る

家族に対しては，起こりうることの予測をつぶさに語るとともに，先手を打って対応していくことが重要である．仮に新たな症状が出現したとしても，医師が説明したことが起こる限りにおいて，大きな家族の不

安の出現を未然に防ぐことができる．

　昼間の診察時に，増悪傾向を認めたら，その場で治療を開始し，夜間に増悪することを防ぐのはもちろんである．例えば，オピオイドのレスキューの用意は当然として，さまざまな起こりうる事態を想定し，頓用薬を処方しておく．また，予想される症状が出現した場合の対応を告げておく．その上で，「24時間いつでも電話して結構です．夜中に不安になり，どうしようか，朝まで待とうか，と考えているとお辛いでしょう．そういうときは迷わず電話をください．電話だけで何とかなることも非常に多いのです．どうか遠慮しないで電話していただきたい」と，24時間相談に応じると宣言することで，大きな安心を家族に与えることができると思う．

G.「傍らにいることをもっぱらとする家族」の存在の大きさについて

　必ずしも介護力として期待できない家族のメンバーがいることがある．例えば，がんの患者の妻が認知症の場合などである．しかし，私は，認知症の配偶者が，患者の死亡の第一発見者であることを何度か経験している．つまり，認知症があろうとも，その配偶者は，最期のときに，その人だけは傍らにいて，最期の瞬間をしっかり見守ったのである．実は，認知症の方は時間の感覚が失われているため，「ずっと倦むことなく傍らにたたずみ続けることができる」能力を持つ点において，圧倒的な有利さをもっている．

　緩和ケアの言葉に，「Not doing, but being」という言葉がある．「そばにいること」の輝かしい価値を述べた言葉である．その配偶者は，「Not doing, but being」を自ら体現したのである．配偶者に見守られて息を引き取る瞬間を迎えることができるとは，その患者さんはなんと幸せなことであろうか．介護力としての期待が少ない場合でも，「Not doing, but being」を期待できる．

第6章　緩和ケア

H. 最期のときは家族に見守ってもらいたい

　最期のときには，医師や看護師が同席するのではなく，できれば，家族で見守ってもらいたい．最期のときに，医師や看護師に囲まれて息を引き取りたいという人はまれであろう．通常，人は，最期のときは，配偶者や子供や孫に囲まれて，息を引き取りたいと思うものであろうと思う．その意味で，医師は，最期のときが近づいたとき，そのことを家族に語り，その息を引き取るプロセス（下顎呼吸がどのようなものであるか，その後，それが弱くなり，息を引き取る瞬間が訪れることなど）を細かく家族に話しておきたい．そして，可能であれば，その大切な時間を家族だけで見守れるようにしたいと思う．それは，家族のエンパワメントであり，多くの患者さんの，家族に囲まれて息を引き取りたいという最期の自己実現を叶えるものであると思う．

I. 本人の意思と家族の意思の乖離は珍しくない

　ときには，家族と本人の意見に大きな乖離がある場合がある．例えば，本人は「自宅にいたい」と思うが，家族は「入院させたい」と考える場合などである．家族と本人の意見に大きな乖離があるときはできる限り，「本人との対話を中心に最期まで行う方法」を考えたい．家族が介護に積極的に参加できない場合でも，本人がそれでもなお，「自宅にいたい」と主張するのなら，可能な限り本人の意図を尊重し，家族と大きな確執にならないようにケアを継続する限りは，在宅ケアを継続できることが珍しくない．とりわけ，病状に大きな変動がなく，少しずつ衰弱していく場合には，意見の相違があっても，家族が大きく動揺することなく過ごせさえすれば，最期まで自宅に本人がいられることもある．

6 独居者の在宅医療

　もう一つ，家族に恵まれない独居や日中独居患者をどうするか，という課題がある．だんだん体が弱った後も，施設などに移らず一人で自宅

にいる人は，命がけというと言いすぎかもしれないが，それなりの覚悟を持って自宅にいるのである．

　経済的問題さえ許せば，家族の不在時間はヘルパーや家政婦が介護する体制を作ることが望ましい．その場合，医師や看護師が，ヘルパーや家政婦から病状変化について報告を受けつつ対応し，ヘルパーや家政婦の不安を軽減し得るとき，プロの介護者のもとで最期を迎えてもらうことが可能である．

　しかし，経済的制約で，そのような体制を実現し得ないことも多い．その場合，患者が希望する限り，私たちは患者の不安を軽減すべく24時間いつでも相談に応じながら，ぎりぎりまで在宅医療を提供しようと考える．最終的には，入院や施設介護移行を余儀なくされることが多いことは承知の上だが，本人が希望する限り，ぎりぎりまで自宅にいてもらいたいと考えて援助することにしている．

　身寄りがなく，経済的にも恵まれない独居者で，どうしても最期まで家にいたいという方を，市役所職員との連携で最期を看取った例もある．高齢者介護施設と連携している医療機関の場合は，最期の時期はそのような施設に移行して，主治医として最期まで関わらせてもらう方法もあるであろう．家族の事情が許せば，「最期の数日だけは家族に付き添ってもらう」のもよい方法である．

7　在宅医療ではがんがあまり痛くないかもしれない話

　自宅でのがん患者さんの診療において，最期まで自宅で診る場合の麻薬使用率は，おおむね5割程度である．あおぞら診療所，いらはら診療所，みさと健和クリニック，亀田クリニック，梶原診療所のデータを2004年にとりまとめたのが表6-2である．医師らは在宅医療現場において，積極的な疼痛緩和の姿勢で治療に臨んだが，この5施設で，在宅医療を受けて最期まで居宅で診療を受けたがん患者355人のうち，麻薬が使用されたのは56.6％であった．このデータは，経過中に1回でも麻

表 6-2. 在宅死亡者の麻薬使用率

年齢階級	麻薬使用例数	症例数	麻薬使用率（%）
0～9	2	3	66.7
10～19	0	0	0
20～29	0	0	0
30～39	0	0	0
40～49	8	9	88.9
50～59	22	33	66.7
60～69	47	65	72.3
70～79	60	110	54.5
80～89	51	106	48.1
90～99	11	29	37.9
合計	201	355	56.6

（あおぞら診療所，いらはら診療所，みさと健和クリニック，亀田クリニック，梶原診療所のデータ合計）

薬を使用した患者さんのデータである．頓用で麻薬を1回だけ使用した患者さんも含まれており，実際には，継続して麻薬を必要とした患者さんは，ほぼ5割程度と推測できる．

　在宅医療に導入されてくる予後不良のがん患者さんの最大の不安の一つが，「痛みに苦しむのではないか」という恐怖感である．それに対し，筆者は，自宅では，そもそも半数近くの人は最期まで強い痛みが出ない事実を語る．とくに，80歳以上の人に関しては「強い痛みの出現率が半数未満である」と話すことにしている．

　また，やや誇張があるが「痛みは基本的に現代の医学で解決している」という説明をすることもある．実際，自宅でもモルヒネ（PCAポンプの使用を含む），フェンタニルパッチ，副腎皮質ホルモン，その他の鎮痛補助薬などを組み合わせて使用することにより，多くの場合の苦痛に対応可能である．痛みが出現しても，積極的なモルヒネなどの使用とその副作用対応を講じることにより，「自宅にいても医師らに相談すれば楽になる」という患者さんの体験蓄積があれば，大きな不安に陥ることなく，自宅療養を継続できることが多い．

8 非がん患者の緩和ケア

　非がん患者でも，最期まで自宅で過ごしたいと希望される方は少なくない．在宅医療をそれほど積極的に行わない医師の場合，がん患者の在宅医療に抵抗感を持つという話をよく耳にする．一方，在宅医療を積極的に行う医療機関では「がんの患者の自宅死亡率のほうが，非がん疾患の患者の自宅死亡率より高い」ことが共通に見られる．この傾向から，在宅医療の基盤整備がなされると，がん患者の自宅死亡率が非がん疾患の自宅死亡率を超えて高くなることが推測される．

　これにはいくつかの要因が考えられる．「がん患者の場合 "最期まで自宅で" という意思が明確であるのに対して，非がん疾患患者の場合，急性増悪したときに回復可能性を求めて病院入院を行うことが多い」（非がん患者の予後予測ががん患者に比べて技術的に困難である）こと，「がんの緩和ケアは方法のスタンダードが確立しているが，非がんにおいては臨床家が手探りで緩和ケアを実施する」ことなどが，その要因であると考えられる．

　実際には，平原佐斗司らの研究で，非がん疾患の場合，死亡のうち3割が主治医が予測し得ない死亡であること，非がんでも緩和すべき苦痛の症状があり，そのなかでも呼吸困難感がもっとも重要であることが明らかにされた[1]．非がん疾患の在宅緩和医療に関しては解明されていないことが多かったが，平原らが数多くの臨床経験と文献の詳細な分析を行い，在宅医療での対応の方法論について探求を進めている[2]．

9 在宅緩和ケアにあたっての私たちの価値観について

　この章の最後にあたり，私たちが実践を通じて培ってきた価値観について少しばかり述べて，この章を終わりとしたい．

A. さまざまな条件のある患者さんの希望に寄り添うことについて

　まず,「すべての人への差別ないケア」を目指したいと思ってきた．例えば,「ホスピス」はもとより大衆的なものである．欧米でも, 富める者や貴族は, 治癒不能な疾患を得ても, 自宅で十分なケアを受けてきたし, 現在も受けているであろう．しかし, アイルランドに生まれ, イギリスで育った「ホスピス」は, そのような限定的な人のためにでなく, 大衆のために発想されたものである．アイルランドの Aikenhead がホスピスの原型である「ホーム」を作ったのは,「行き場のない死に行く人」を癒すためであった．

　患者さんの社会的・経済的・家族的条件に関わりなく, 自宅で最期を迎えたい人にあまねくケアを試みたい．したがって,「在宅緩和ケアの条件」というような議論を私たちはすることはない．条件が悪ければ悪いほど, その患者さんは深刻な状況にあるのであり, 支援の対象者に決まっているからである．さまざまな書に「家族に見守られての感動的な自宅療養と最期」などが印象的に記されている．しかし, 実際の現場は, 人間関係の軋轢と, 家族の障害や無気力・無関心, 虐待, 貧困などの問題に満ちており,「書物には書けないような現実」にこそ, 私たちのエネルギーの大部分を注入することが必要である．

　特に,「独居者」への取り組みが試金石となる．家族条件に恵まれた患者を自宅で看取るのは比較的容易である．家族に恵まれている人は, 人間関係にも, 経済的にも, 療養空間にも恵まれていることが多い．そのほか, 認知症のある担がん患者, 告知を適切に受けていない患者, 疾患の受容のできていない患者, 家族も障害者である場合など, 条件の悪い患者さんこそが, 抱える苦悩の大きな患者であり, その人たちを優先的に診療したい．挫折の可能性があるにしても「行けるところまで行く」, という選択もあるだろうし, 介護施設との連携とか, 公的機関との連携で乗り切ることも多い．

B. 自宅死亡率は診療水準の高さを意味しない

　ここで少し，診療所ごとの在宅医療を受ける患者さんが最期まで自宅で療養する確率，すなわち，「自宅死亡率」について触れておきたい．在宅医療機関における「自宅死亡率」の高さが，その診療水準を表すように言われているが，これは必ずしも正しくないと考えている．

　すでに述べたように，非がん患者さんの場合には，自宅死亡率が高くなりにくい．したがって，がん患者さんを多く診療する診療所で自宅死亡率が高い傾向がある．また，独居ケースや，社会的困難ケースを果敢に引き受けていくと，最期まで自宅ですごすことができず，在宅ケアを断念せざるをえない事例も経験する．その意味では，地域に信頼されており，家族背景や社会背景が極めて困難と思われる患者さんを次々と依頼されるような，真に強力で公益性の高い在宅医療機関では，自宅死亡率があまり高くならないのである．この意味で，自宅死亡率は在宅療養支援診療所の診療水準を必ずしも表すものではないと考えている．

C. 死の受容をめぐって

　E.K.Ross は死の受容の5段階を記載した．そして，死の臨床に携わる医師たちは，この5段階の最終点である「受容」をもたらそうと努力する．治癒不能ながん患者などの場合，確かに，患者が早くから病状について医療チームと十分な対話の時間を持って終末期を迎えるとき，死が受容され，安らかな最期を迎えることが多い．これは幸せなことである．

　だからこそ，臨床家は，患者・家族が迫りくる死を受容しつつあるのかに神経を研ぎすませる．その逆の場合が必ずしも幸せではないことをも医療従事者は知っている．病状について十分な説明を受けることなく時間が経過し，最期の時間が迫ってから「せめぎあい」を克服しようとしても困難を極め，その苦しみが並大抵ではないことも事実である．それゆえ，医療従事者には早くから患者と真摯な対話をすべき責任がある．しかし，その対話にもかかわらず，「わが道を行く」患者があってもそれも一つの生き方ではないか．人間は，わめきながら死んでもよいので

はないか．高宮有介氏（昭和大学緩和ケアチーム）がいうように，「いい死であるとか悪い死であるとか」医療従事者は判断すべきではない．

　痛みについてもそれはあてはまる．「痛みをとること」が金科玉条ではないかもしれない．日本へのホスピス紹介者の一人である岡村昭彦氏は，「私は死ぬときはホスピスのケアなんかしてもらいたくないの．僕は痛みにのた打ち回って死んでやろうと思っている．そういうところに自分が生きているというアイデンティティがあると思っている」と語った[3]．

D．地域で最期まで患者さんを診療すること

　残念なことに，現在の医療システムは「医療を提供する側」を中心に作られており，「患者さんの運命」に寄り添う形で運用されていない．例えば，「がん」を取ってもそうである．治癒可能性があるがん患者に対しては，専門医療機関は積極的に治療するが，再発し治癒の可能性がなくなると，治療は終了となる．医師個人が関心を失わないにしても，医学的な限界から専門医療機関は治療をしない．「当院での治療はこれで終わりました．今後は近くの先生に診てもらってください」といわれて一通の紹介状を渡される．しかし，専門治療機関で治療していたときには「治癒の希望」があったのである．その後，「再発し，治癒の可能性がなくなった」とき，患者にとっては，より事態は深刻になっている．事態がより深刻になったときに，専門医療機関では「治療可能性の論理で医療供給が打ち切られる」のである．

　がんの患者さんでも，神経難病の患者さんでも，より病状が進行し，専門治療機関にかかれなくなったとき，「人生でもっとも深刻な事態」を迎える．このとき，「専門医療が必要でなくなって」も，「医療が必要でなくなった」わけではない．専門医療が有効でなくなり，専門医療機関が治療を打ち切ったあとの，「患者さんの人生の最も深刻な事態」に対決し，最期まで患者さんの傍らに立ち，医療の最終責任を取る仕事が，地域のかかりつけ医（「総合医」「家庭医」）に課されている．この仕事を実際に行うのが，中小病院や在宅の医師である．これが私たちに課さ

れた仕事であると思う．

<文献>
1) 平原佐斗司ほか：非がん疾患の在宅ホスピスケアの方法の確立のための研究．2006年度後期 勇美記念財団助成研究．
2) 平原佐斗司：在宅医療の技とこころシリーズ チャレンジ！非がん疾患の緩和ケア．南山堂，2011．
3) NHK訪問インタビュー「岡村昭彦」1984．
・田城孝雄，坪井栄孝：がんの在宅医療．中外医学社，2002．
・和田忠志：インフォームド・コンセント．くせものキーワード事典，医学書院，2008．
・池永昌之，木澤義之：ギア・チェンジ—緩和医療を学ぶ二十一会（総合診療ブックス）．医学書院，2004．
・林章敏，池永昌之，柏木哲夫，今中孝信：死をみとる1週間（総合診療ブックス）．医学書院，2002．

第 7 章

24 時間対応

　在宅医療の第一人者の一人である川島孝一郎氏は「24 時間対応しないものを在宅医療とは呼ばない」と述べている．確かに，「24 時間対応」は，「現代の在宅医療」における必須要件であり，24 時間対応を有効に行えるかどうかが在宅医療の質を決定することは，疑う余地がない．この章では，新しく在宅医療に参入する若い医師や，在宅療養支援診療所を設立しようとする開業医師を読者に想定し，その具体的な方法について述べてみる．

　筆者らは 13,012 か所の在宅療養支援診療所に調査を行ない，「医師が在宅医療を業として継続するにあたってのハードル」について回答した者 2,518 名のうち，「24 時間対応の困難さ」を挙げた者は 1,896 名（回答者の 75.3％）に上り，ハードルの第 1 位と確認された[1]．24 時間対応は，実際に行なう医師で心理的負担感が少なく，在宅医療に参入していない医師が強い負担感覚を持つように思われる．しかし，「日中の予測に基づいて手を打つことにより夜間呼び出しを回避しうること」などを経験することで不安が解消していくことは少なくない．

1 24 時間対応は日中の診療内容と不可分である

　24 時間対応型の在宅医療に参入すると，開業医は「夜も眠れないのではないか」「酒も飲めないのではないか」という危惧の念をよく耳にする．このような疑問に少し答えてみたい．

私たちの認識によれば，「24時間対応」は，「日中の診療内容」と不可分である．逆説的であるが，「有効な24時間対応は日中の医療水準によって決定される」といっても過言ではない．
　医師の仕事の重要な要素は「予測する」ことである．すなわち，日中の診療で，夜間や休日に起こりうることを予測し，「予測に応じた治療」や，「起こりうることの説明」「使用するかもしれない頓用薬の処方」などを行うことにより，夜間の患者・家族からの相談（および夜間臨時対応）を減らすことができる．
　また，導入して間もない患者や，がん患者などの場合には，毎日あるいは隔日に，医師や看護師がこまめに訪問し，そのつど起こってくるさまざまな疑問や問題点を次々と，日中の対応を通じて吸収していくことにより，夜間の患者・家族からの相談（および夜間臨時対応）を減らすことができる．そして，このような活動を行った上で，「夜間対応を積極的に行う」と，明確に患者や家族に宣言することで大きな安心を与えることができる．
　また，夜間，患者や家族から電話相談を受ける場合にも，臨時往診を行う場合でも，その大部分は「予想のうち」であり，医師の側では，あらかじめある程度の心構えを持って行うことが多い．その日に病状不安定な患者に対しては，日中の診療終了後，再度夕刻（例えば7時あるいは8時ごろ）に訪問し，問題点を解決したり，再度，説明を行う医師もある．この方法も，夜間の不安を吸収する作業であり，本人や家族に安心を与え，夜間の電話相談や臨時往診の必要性を低下させることができる．

2　あおぞら診療所の医師の夜間呼び出しの実態について

　では，現実に，「夜間に医師はどれだけ呼ばれる」のであろうか．
　2007年4月～2008年3月における2診療所での夜間（18：00～9：00）対応実態を調査した．すると，あおぞら診療所（上本郷）における

表 7-1. あおぞら診療所における
医師の夜間（18：00～9：00）呼び出し

夜間臨時往診回数	月平均	常勤医師一人当たり
あおぞら診療所上本郷	8.9 回	2.2 回
あおぞら診療所新松戸	8.7 回	2.2 回

（2007 年 4 月～ 2008 年 3 月）

表 7-2. 在宅患者数と夜間臨時往診回数の予測

在宅患者数	月間の呼出回数予測
100 人	3 ～ 4 回
50 人	2 回以下
20 人	1 回以下
10 人	0.5 回以下（年 6 回以下）

夜間（18：00 ～ 9：00）臨時往診回数は，月平均 8.9 回で，常勤医師一人当たり 2.2 回であった．あおぞら診療所（新松戸）での夜間臨時往診回数は，月平均 8.7 回で，常勤医師一人当たり 2.2 回であった（表 7-1）．実際には，夜間の患者からの臨時の電話があっても，電話対応で乗り切れるものも少なくない．私たちの経験では，夜間にかかる電話のうち，85％については医師あるいは看護師の訪問を必要とせず，電話だけで対応可能である．

調査期間における両院の在宅患者数はそれぞれ 220 ～ 240 名で推移した．したがって，患者約 100 人に対して月あたり夜間医師呼出回数は 3.6 ～ 4.1 回と考えられた．

以上から，あおぞら診療所と同等の重症度の患者を在宅医療で診療する場合，在宅患者数と夜間臨時往診回数の予測を行うと，おおむね表 7-2 のような結果となる．あおぞら診療所と同等の重症度の在宅患者を診療する場合であっても，在宅患者の受持ち数が 20 名程度であれば，月 1 回以下の呼び出し回数になると推測可能である．

次に，2011 年 7 月～ 2012 年 6 月のいらはら診療所での夜間の相談・

表 7-3. いらはら診療所の夜間相談・訪問活動

対象在宅患者数 320〜400人 年間電話回数 482回（月40回）	電話対応のみ	360回（月30回）
	訪問看護	57回（月5回）
	医師往診	38回（月3回）
	看取り	27回（月2回）

表 7-4. いらはら診療所夜間帯の電話相談・対応別集計からの推測

対象在宅患者数 20人の場合 年間電話回数 27回（月2.2回）	電話対応のみ	20回（月2回）
	訪問看護	3回（月0.2〜0.3回）
	医師往診	2回（月0.2回）
	看取り	1.5回（月0.1回）

訪問活動を調査した（表 7-3）．これは，ファーストコールは看護師が受けた上でのデータである．この間のいらはら診療所の診療する在宅患者数は 320〜400 名であった．年間電話数 482 回（月 40 回）で，そのうち，約 8 割が電話対応のみであった．

あるかかりつけ医が診療する在宅患者が 20 人で，いらはら診療所と同じ重症度だと仮定すると，1 年間に「看取りでない臨時往診が 2 回（月 0.2 回）」必要で，「看取りの往診が 1.5 回（月 0.1 回）」必要になる（表 7-4）．

実際には，夜間に患者からの臨時の電話があっても，電話対応で乗り切れるものも少なくない．私たちの経験では，夜間にかかる電話のうち，85％については医師あるいは看護師の訪問を必要とせず，電話だけで対応可能である．また，訪問看護師（訪問看護ステーション）連携で乗り切れるものも多い．しかも，上の項にも書いたとおり，実際には，夜間の患者・家族からの連絡はほとんどすべてが予想可能なものであり，「全く予想せずに呼ばれるケース」は少数である．

上記の呼び出し回数を多いと見るか，少ないと見るかは価値観によるであろう．また，患者層の相違や，システムの作り方により，医師や看

護師の労働負担はバリエーションに富む可能性が高いとはいえ，病院勤務者などに比較して，24時間対応型在宅医療での医師労働は，必ずしも過酷な実態ではないと考えている．

3 電話を受ける手法

24時間対応を行うといっても，その入り口は電話である．この入り口である「電話を（失敗なく）確実に受けることができる」ことが24時間対応の大前提である．本項では，24時間電話を受けるためのテクニカルな手法について述べる．在宅医療を学ぶ若い先生は，この項目は読み飛ばしてもらってかまわない．経営者である医師や，これから開業される先生には，この項目は参考になると思う．

突き詰めていうと「電話には人間が出るほうが強い」といえる．例えば，留守番機能つきの電話機を使用する医療機関もあるが，認知症や知的障害を有する人では，留守番電話に対応できない患者さんがいる．その意味で，人間が電話口に出る手法がベストである．

A. 医師などの携帯電話へ転送

この方法は，患者さんあるいは家族が医療機関に電話をかけると，直接医師などの携帯電話に転送され，医師あるいは看護師が電話口に出るという手法である．

この方法は，患者が直接医師などにコンタクトできる利点がある．一方，転送電話で医師が話し中に別の患者さんから電話がかかったらどうするか，という問題がある．医療機関が電話回線を二回線以上有し，二つの転送用携帯電話を用意すれば，この問題を解決できる．NTTなどに依頼して電話機の設定をしてもらう必要があるが，「一つの電話が話し中である場合には，別のもう一つの携帯電話に転送する」という設定をすることができる．

なお，この方法は，携帯電話が電波の通じない場所にある場合には，

電話を受けることができないという欠点がある．

B．留守番電話機より携帯電話に転送

　この方法は，スタッフが医療機関内に留守であるとき，電話をかけた患者さんあるいはご家族がメッセージを留守番電話機に入れるものである．留守番電話機の転送機能を用いて，その直後に医師などの携帯電話あるいはポケットベルが鳴るシステムである．連絡を受信した者は，外部から留守番電話機にアクセスし，メッセージを聞きとり，その上で，患者宅に電話する，という手順をとる．留守番電話機には，「患者さんの名前や電話番号などをメッセージとして残してもらう」わけである．

　このシステムは，電話をかけた患者さんあるいは家族は，「いったん電話を切って，医療機関からの連絡を待つ」システムである．しかし，患者さんやご家族が医療機関に電話をかけた直後に，ほかの家族などに次々と電話をかけ続けることがある．そうすると，医師が患者宅に電話をかけても，「話し中」ということになってしまう．このような事態を防ぐために，このシステムを採用する場合には，あらかじめ患者さんに，「当院の留守番電話にメッセージを残した後，その電話は使用せずに空けておいてください」という説明を明確にしておく必要がある．しかし，しっかり説明しておいても，家族があわててしまい，「こちらからかけたときには話し中になっている」というトラブルにときに遭遇する．

　この方法は医療従事者の拘束感が比較的少ない方法であるが，デメリットも多い．まず，患者の連絡からややタイムラグが出てしまう点である．また，電話をかけた人が，認知症や知的障害を有する場合には，留守番電話にうまく対応できないことがある．電話した人があわてている場合など，うまくキーとなる情報をメッセージとして残してくれず，電話した患者さんをすぐには同定できないこともある．また，録音の限界から，早口で話された録音などでは，再生してもメッセージが正確に聞き取れないことがある．それでも，実際にやってみると，多くの患者さんやご家族は，このシステムを理解して対応可能であり，実用性がないわけではない．

C. 事務当直者を院内に置く方法

　これは，当直事務員を夜間や休日に医療機関に置く方法である．当直事務員が，まず患者さんあるいはご家族からの電話を受け，その上で，当番の医師などに連絡するシステムである．

　この方法は，回線電話で人間が電話を取るため，確実に患者さんからの第一報を受けることができる意味において，極めて優れている．携帯電話転送時のような「電波が通じない」というトラブルもない．電話した人が多少の認知症や知的障害がある場合でも，確実に連絡を受け止めることができる．また，医療機関が二回線以上の回線を持っていれば，事務当直者と患者さん・ご家族と話している最中に，別の患者さんから電話をもらっても，対応が可能である．

　また，事務当直者は医療機関内部にいるのであり，医師が事務当直者に指示して，カルテを読んでもらったり，カルテの必要箇所を医師自宅などにFAXしてもらうこともできる．情報を事務当直者から取れば，患者さんを搬送する必要があるときなどに，医師は自宅にいて紹介状を記載することもできる．また，事務当直者は，転送電話機と違い，賢く自分で判断できるという利点が大きい．例えば，当番医師に連絡がつかないとき，事務当直者は，別の医師や，師長，あるいはその他の管理職に電話をかけて，患者さんに対応する人を探すこともできる．

　このシステムは，電話をかけた患者さんあるいは家族は，事務当直者に連絡した後，「いったん電話を切って，医療機関からの連絡を待つ」システムである．したがって，医師・看護師が患者宅に電話をかけても，患者さんあるいは家族が別の場所にも連絡をとりたいと考えてしまうと，「話し中」になってしまうというリスクがある．この事態を防ぐために，事務当直者は患者さんに，「いま話している電話に医師（あるいは看護師）から電話がかかりますから，使用せずに空けておいてください」という説明を行う必要がある．

　あおぞら診療所新松戸はこの方法を採用しており，きわめて優れた方法であるが，経費がかかる．人件費分だけで年間500万円程度の経費を必要とする．

D. 医師当直を置く

院内に当直医師を置き,その当直医師が電話に対応し,かつ,必要に応じて,臨時往診を実施するものである.電話対応が直接的であるばかりか,カルテも常に手元にあり,最強の方法である.しかし,年間1000万円をゆうに超える経費がかかるため,有床診療所・病院のようにもともと医師当直を置いている医療機関が行うのが現実的である.

E. 訪問看護ステーションがファーストコールを受ける

この方法は,訪問看護ステーションがファーストコールを受け,看護師が必要と認めたときに,医療機関の医師に報告するという手法である.医療機関側の経費は少なく,医師の心理的負担も少ない.医師には,看護師では対応不能な厳選されたケースだけが報告される.医師は看護師からの専門的見地からの良質な情報を受け取ることができる.医療機関側から見れば,訪問看護を受けている患者さんにしかこの方法は適用できない.

4 病院連携

在宅医療といえども完結した医療ではない.もちろん,最期まで自宅(あるいは施設)で療養を希望する方々に対しては,その希望に沿うように努力を行うことは当然である.一方,回復可能な疾患や外傷に関しては,有効な治療を,連携を通じて実現すべく努力することも,また当然のことである.

急性増悪や急性疾患の中等症までは在宅医療で診療可能であるが,強力な治療を要するものは,病院での治療のほうが有利である.病院医療と比較して,「在宅医療は亜急性期までを担う医療である」とよくいわれるが,この亜急性期とは,sub-acute および postacute と認識する[2]と整理しやすい.つまり,在宅医療が担う領域は,「中等症までの急性疾患等」,および「急性期を病院で過ごした重症者の継続治療」と理解

表 7-5. 24時間対応における緊急連絡方法について

	具体的方法	利点	欠点	バリエーション
医師などの携帯電話へ転送	医療機関に電話をかけると直接医師などの携帯電話に転送される。	経費が安い。患者が直接医師にコンタクトできる。	転送をうける医師などの拘束感がつよい。携帯電話に電波が通じない場所にある場合には、電話を受けることができない。	受けるのは看護師などでもよい。関連医療機関の当直医師などに直接転送する方法もある。
留守番電話器より携帯電話に転送	メッセージを留守番電話に入れてもらい、直後に医師などの携帯電話などにつながる。連絡を受信した者は、外部からメッセージを聞き、患者宅に電話する。	経費が安い。	患者の連絡からややタイムラグがある。早口の録音などでは、メッセージが聞きとれないことがある。こちらからかけたときに「話し中」のことがある。	第一の人に転送しても応答がないとき、第二の人に転送する方法もある。
事務当直	当直事務員を定期任診を行う医療機関に置く。当直事務員が、まず電話を受け、医師などに連絡する。	連絡の失敗が少ない。事務当直がカルテ内容を医師にFAXすることで、医師は詳細な医療情報をえられる。	経費がかかる。こちらからかけたときに「話し中」のことがある。	
医師当直	当直医師が直接対応。	電話対応が直接的であるばかりか、カルテも常に手元にあり、迅速な臨時往診なども可能。	きわめて経費がかかる。	同一法人内などの関連医療機関の当直医を利用する方法がある。
訪問看護ステーションがファーストコールを受ける	訪問看護ステーションがファーストコールを受け、看護師が必要と認めたときに、医療機関の医師に報告する。	医療機関側の経費負担が少ない。医師には、ナースケースだけが報告される。医療機関では看護師には看護師の専門的見地からの良質な情報を受け取ることができる。	訪問看護を受けている患者さんにしかこの方法は適用できない。	

第 7 章 24時間対応

するのである．

　このような急性期治療のみならず，病院連携の重要性は非常に大きい．第3章でも述べたが，自宅で困難な検査を，病院との連携で実現することは重要な手法である．また，人工呼吸器装着者や経管栄養を行う患者さんなど，医療依存度の高い方は，福祉施設でのショートステイが非常に困難である．このため，家族休息目的のレスパイトケアなどを実施する場合には，病院に依頼するのが医療技術的にも好ましい．

　このような円滑な病院連携のためには，在宅医は，できれば，病院医師と「顔の見える関係」であることが望ましい．依頼を受ける病院医師としても，知っている医師からの依頼と，知らない医師からの依頼では，印象が大きく異なるからである．そのためにも，在宅医は，ふだんから様々な会合などで病院医師と接触し，親交を深めることが重要だと考えている．

<文献>
1) 平成24年度～26年度，厚生労働科学研究費補助金「被災地の再生を考慮した在宅医療の構築に関する研究」（研究代表者：大島伸一）
2) 猪口雄二氏の勇美記念財団「平成二十年度在宅医療を推進するための会」での発言より

第8章

訪問看護師との連携

　在宅医療において，訪問看護師との連携は最も重要な連携である．在宅緩和ケアや重症患者のケア，褥瘡をもつ患者さんのケアなどでは，訪問看護師との共同作業なしに在宅医療を実施することはありえない，といっても過言ではない．中井久夫は「治せない患者は多いが，看護できない患者はほとんどいない」といった[1]．在宅ケアでは，筆者は「看護できない患者はいない」と思う．在宅医療は重い障害や疾患をもつ方々を看るが，障害や疾患が重ければ重いほど看護師を中心にしたケアが有効である．

　その反面，わが国の在宅医療政策が医師中心に偏っており，訪問看護ステーション制度の報酬もなお不十分であることを残念に思う．また，欧米の在宅ケアに看護師が強力に関わるのに比べ，わが国では看護師の力が十分生きていないことを残念に思う．わが国の看護師の能力が他国に劣るとは思えない．ぜひ，看護師に力を発揮してもらい，血の通った在宅医療を展開したいものである．医師は看護師の能力をよく知り，看護師の力を引き出しながら仕事を行うようにしたい．

1 訪問看護ステーション制度

　訪問看護ステーション制度創設前から，「訪問看護」は，在宅ケアに意欲的な医療機関で広く行われてきた．そのような経験蓄積を前提に，1992年に「老人訪問看護ステーション制度」が発足した．当初は老人

だけを対象としていたが，1994年から全年齢層に訪問看護を実施することができるようになった．

訪問看護ステーション制度化以前，看護師は「医師の存在下で医療行為に従事すること」が前提であった．その制度化は，一歩進んで，「看護師が医師と別の屋根の下で活動すること」を国が認めたことにほかならない．つまり，看護師の専門的判断能力を制度として認め，看護師の裁量を拡大したのである．実際，訪問看護ステーションには独立的な仕事の仕方をする看護師も多い．

制度的な区分でいえば，訪問看護には，「医療機関から行うもの」と，「訪問看護ステーションから行うもの」がある．訪問看護を患者さんに実施する場合，医療機関からの訪問看護については指示書は不要であるが，訪問看護ステーションから訪問看護を実施してもらう場合には，医師は，訪問看護指示書を発行することが必要である．訪問看護には，「医療保険給付のもの」と「介護保険給付のもの」があるが，双方ともに，医療機関でも訪問看護ステーションでも実施可能である．それから，医療機関から理学療法士や作業療法士，言語聴覚士が訪問行為を行うとき，それは，「訪問リハビリテーション」として取り扱われる．一方，訪問看護ステーションからリハビリテーションスタッフが訪問行為を行うとき，それは，書面上，訪問リハビリテーションではなく，「訪問看護」として取り扱われる．

2 訪問看護の適用

医療依存度の高い患者さんは，全員が訪問看護の適用と私は考える．人工呼吸器装着者，気管切開をした患者さん，中心静脈栄養や経管栄養中の患者さん，各種のカテーテルを使用している患者さん，褥瘡を有する患者さんは，訪問看護師にぜひ関わってもらう必要がある．その他の医療器具や福祉用具を使用している患者さんでも訪問看護師と連携して治療を進めることにより，円滑にケアを進めることができる．

このような患者さんを在宅医療に導入するとき，医師は，ご家族や介護支援専門員に，訪問看護の必要性を明確に話すことにしたい．また，筆者は，上記のような医療依存度の高い患者さんでは，ケアの構築全体を看護師に主導してもらう形で行う在宅医療が好ましいと考えている．

3 「医療機関から行う訪問看護」と「訪問看護ステーションから行う訪問看護」

　すでに述べたように，訪問看護には，「医療機関から行うもの」と，「訪問看護ステーションから行うもの」がある．私たちは，在宅療養支援診療所を運営しつつ，自院での訪問看護も実施しており，また，訪問看護ステーションとも連携している．

　「医療機関から行う訪問看護」の最大の特徴は，医師との連携がスムーズである点である．院内で医師と看護師がいつも顔を合わせているため，情報交換も容易で，医師と看護師のカンファレンスも円滑に開催可能である．では，「訪問看護ステーションから行う訪問看護」のよさは何であろうか．それは独立性である．看護師の独立性が高いのである．看護師は，医師とは離れた孤立無援のステーションにいて，基本的には自らの判断を頼りにして訪問看護を実施する．また，訪問看護ステーションは，自分の母体法人などの患者さんだけを対象とするのではなく，さまざまな医療機関の医師と連携する．その連携医師のなかには，在宅医療に積極的な医師もいれば，必ずしも積極的でない医師もいるかもしれない．ときには，連携医師は在宅ケアそのものにあまり関心を持たない医師かもしれない．そのようなさまざまな温度差の医師と連携するなかで鍛えられた訪問看護師は，しばしば，高度な判断能力，対応能力を持つのである．

4 医療サポートとケア全体の構築を訪問看護師に期待する

　看護師は，利用者にいかなる重い疾患があってもケアを円滑に実施できる意味で，在宅ケアで最強のケアワーカーである．

　患者にアセスメントを下した上で，必要に応じ「医師に診察を依頼する」「自らの訪問計画を変更・調整する」「ケアの全体像を組み直すべくケアマネジャーに助言する」などを，十分なスキルを有する訪問看護師は判断できる．医師に診察を依頼するのみならず，入院適用かどうかの進言まで医師に行う看護師も珍しくない．

　訪問看護は，患者の要請に応じての臨時訪問と，定期な訪問とに分かれる．

A. 状態不安定な患者さんに対して

　例えば，患者の状態が思わしくないときの臨時対応は看護師に依頼することができる．もちろん，医師の指示がなくても，必要に応じて「看護師の判断で臨時訪問してもらうこと」も差し支えないと，私たちは考えている．そのような臨時訪問で，「その後，医師が診察をすべきかどうか」，そして，「どれほどの緊急性で医師が当該患者さんに診療を行うべきか」についても，看護師に判断してもらえることが多い．

　また，状態の変化があるとき，訪問入浴介護や，心肺機能の負担を伴うリハビリテーション（例えば，屋外の散歩）など，ほかの身体介護を実施すべきかどうか，もし行うとすればどう行うか，を判断するのも，看護師の専門的領域である．医師は，必要に応じて相談に乗ったり，サポートするだけでよいことが多い．

B. 状態の安定した患者さんに対して

　定期訪問でも，医療依存度の高い患者の場合，看護師のアセスメントに従って，その時々のケアの内容を決定しうる．

　人工呼吸器，中心静脈栄養，経管栄養，腎・膀胱留置カテーテル，な

どを利用している患者はもとより，褥瘡などの継続的医療ケアが必要な患者では，ケア全体の構築に看護師が深く関わることが望ましい．褥瘡患者の体圧分散マットレスの選択なども看護師の意見で進めると，うまくいくことが多い．

　例えば，中心静脈栄養や経管栄養にしても，病棟では，基本的には医療従事者が取り扱うのに対し，自宅ではご家族（場合によっては本人）に取り扱ってもらうことになる．その意味では，さまざまな手順や手技の再確認や，適宜の指導が必要であるが，このような指導は看護師に主導的に行ってもらうとよい．

　また，リハビリテーション的対応でも，全身状態を把握しつつリハビリテーションを実施するのは看護師であり，リハビリスタッフも看護師と有機的に連携することで安全にリハビリテーションを実施しうる．例えば，これまで屋内のみで歩行していた患者さんを散歩に連れて行くとき，最初は看護師に同行してもらう方がよい．看護師同行で慣れてきたら，しだいにホームヘルパー同行でも円滑に外出できるようになる．比較的予備力の低下した患者さんを入浴させるときも然りである．最初は看護師に入浴介助をしてもらう方がよい．看護師介助で慣れてきたら，しだいにホームヘルパーでも円滑に入浴介助ができるようになる．

　また，理学療法士や作業療法士が導入されていない患者において，リフトや車いす，体圧分散マットレスなどの福祉用具を導入するときには，看護師の意見を聞きながら行うとよい．

5　本人と家族の支援

　看護師は，医師よりも患者さんや家族との接触時間が長く，「人となり」や家族背景をより深く知りうる立場にある．また，医師よりも権威的な敷居が低く，患者さんやご家族は，看護師に対しては，さまざまな葛藤や感情の吐露を行いやすい．その意味で，訪問看護師を導入しておくと，より有効な本人や家族への精神的なサポートや，家族介入が可能となる．

医師は，患者さんの人となりや，家族背景などについての情報を，訪問看護師から聴取しながら在宅医療を進めるとよい．

これまでの章で，在宅療養現場における「プロセスとしての意思決定支援」について述べてきた．そのような支援活動は医師が行わなくても，優れた訪問看護師と連携すると，おのずとそのような支援を行ってくれることを期待できる．

6 24時間対応

現在でも，24時間対応型ではない訪問看護ステーションは少なからず存在する．しかし，24時間対応型ではない訪問看護ステーションの場合，末期がん患者や重症者を看ることができないため，在宅療養支援診療所が連携を行うことには困難がある．一方，24時間対応型の訪問看護ステーションと連携すると，24時間対応の一角を看護師に依頼することができる．

具体的には，患者が夜間や休日に最初に電話をする窓口として看護師に対応してもらうのである．そして，必要に応じ，看護師に夜間や休日に訪問してもらい，その情報を得て（つまり，看護師の助言を受けて），医師が訪問するかどうかを決定するのである．

このような対応を訪問看護師に依頼することについては，川島孝一郎氏は「看護師に夜間や深夜は看させておいて，自分は出て行くことなく寝ている医師があるが，このようなことでは在宅医療は勤まらない」と檄を飛ばしている．川島孝一郎氏は，夜間や深夜も，医師が「体を張って診療の責任を取る」態度を持つべきと考えるが，私も同感である．

夜間や深夜に看護師に電話を受けてもらったり，臨時訪問に出かけてもらうことはあるにしても，医師の側でも常に24時間呼び出しに応じる心構えと体制をもつようにしたい．

7 訪問看護ステーションとの情報交換

　医師は，訪問看護ステーションからの訪問看護を患者さんに実施するとき，ステーションに対して指示書を記載しなければならない．介護保険で訪問看護を給付する場合でも，医療保険で給付する場合でも，指示書は必要である．また，看護師は訪問看護報告書を医師に提出する．
　しかし，これらの公的な書類だけでは，「血の通った連携」は難しい．そこで，私たちが訪問看護ステーションとの連携で実施している方法を紹介したい．

A. 直接的な電話での対話

　まず，私たちが実施しているのは，患者さんの状態が変化して臨時往診などを行ったときには，その直後に「電話で訪問看護師に直接，今しがた診てきた病状や，行った治療内容を連絡する方法」である．

B. 連携カンファレンス

　もうひとつ私たちが実施しているのは，訪問看護ステーションとの「連携カンファレンス」である．このカンファレンスは，患者の自宅等で行う「サービス担当者会議」とは異なるものである．訪問看護師に医療機関に来てもらうか，あるいは，医師が訪問看護ステーションに赴くかして，会議を開催する．そして，現在，連携している全患者につき，順次意見交換をするのである．私たちの方法は，各患者について，まず看護師に発言してもらい，現在の状態像や家族の状況を看護師から聴いた上で，医師が治療内容についてコメントする形態を取っている．通常，医師と看護師のカンファレンスでは，医師がまず発言し，大部分の情報を医師が出す形態が多い．私たちが行うカンファレンスはその逆で，看護師が出す情報量が多いというものである．実際には，看護師のほうが患者さんに接する時間も長く，家族についても情報を多く持っているので，このようなカンファレンスの持ち方のほうが自然な手法であると考えて

いる.

その他,ITを用いた連携手法もさまざまに試みられている.それらの方法も成功を収めている例がいくつもある.一方で,ITが必ず必要かというと必ずしもそうではなく,電話やFAXや,手紙,直接会う(カンファレンス)という古典的な方法は,なお有力であると思う.いずれにしろ,ツールが何であるかは本質的な問題ではない.そのときどきの患者さんの状態変化に応じて,適切な情報交換を積極的に行うことに尽きる.

8 医療処置などについて

看護師に「輸液」および「点滴静脈注射」を依頼できる.「ワンショットの静脈注射」は依頼できない.この場合も,看護師が正確に実施できるような指示書を作成し,それをFAX(あるいはICT利用)などで訪問看護ステーションに送り,適切な処置をまちがいなく看護師が行えるように配慮したい.

また,本来,医療処置は基本的には医師が行うものであるが,現場ではさまざまな医療処置が訪問看護師によって行われている.

私たちの実績では,「女性の尿道留置カテーテルの交換」だけは訪問看護師に行ってもらっている.また,私たちの事業所では,気管カニューレ,胃瘻カテーテル交換などは原則的にすべて医師が行っている.しかし,緊急の場合はその限りではない.例えば,胃瘻カテーテルのバルンが破損したときなどに,当該患者さんに地理的に近くにいる看護師に臨時に訪問してもらい,看護師にその交換を行ってもらうことがある.

筆者らの事業所(いらはら診療所/あおぞら診療所)では,注射に関しては,ワンショットの静脈注射はすべて医師が行うが,筋肉注射や皮下注射は看護師に依頼することがある.また,抗菌薬の点滴静脈注射を看護師に依頼する場合でも,患者に初めてその抗菌薬を使用するときは必ず医師が行うことにしている.

「点滴静脈注射以外のさまざまな医療処置」を，どこまで訪問看護ステーションに委託できるかは微妙な問題である．実際には，訪問看護ステーション管理者との信頼関係，訪問看護師の技量などによって決まってくる．いずれにせよ，看護師に医療処置を依頼する場合には，処置中のトラブルに際して，確実に看護師から医師に連絡ができるようなシステムを構築しておくようにしたい．また，トラブルが生じた場合には，「看護師から医師に速やかに連絡する」ことをあらかじめ合意した上で，看護師に依頼するようにしたい．

9 訪問看護ステーションの選定

患者の退院時に，病院の医療連携室のソーシャルワーカーなどが「気を利かせて退院前に訪問看護ステーションを導入してくれる」ことがある．しかし，医療連携室が地域の事情を必ずしも把握しているとは限らない．訪問看護ステーションにはそれぞれ特色があり，得意な分野も個々に違いがある．

できれば，患者さんの情報を病院からもらった上で，在宅医療を行う医療機関で訪問看護ステーションを選定し，病院の医療連携室のソーシャルワーカーなどに，「〇〇ステーションがよいのではないか」と助言するほうがうまくいくことが多い．

10 在宅療養現場での看護師労働の危険性についての配慮

筆者は，在宅医療現場は，看護師にとって危険な現場であると認識している．病院看護師に比較して，訪問看護師は多くの危険にさらされている．「性的な被害」「患者や家族からの暴力」「交通事故」「腰痛の問題（腰痛保持率8割）」「針刺し事故（血液体液暴露事故）」などである．このことを医師が認識することは重要である．このことについては，2章

に記載したので本章では割愛する．

<文　献>
　1）中井久夫：精神科治療の覚書．日本評論社，1982．
　・日野原重明，荻野文：訪問看護の技術．現代社，1988．
　・大沼和加子，佐藤陽子：家で死ぬ—柳原病院における在宅老人看護の10年．勁草書房，1989．

第9章

薬局連携と処方

1 面分業

　現在，在宅医療の現場では，経口薬に関しては，医師による「院内処方（訪問診療・往診現場での患者への直接的な投薬）」は次第に少なくなり，「院外処方」を行う医療機関が多くなっている．実際，在宅医療で使用される薬物も増えてきており，麻薬を含めた多種にわたる薬剤を医療機関が保有して，在庫管理することは現実的ではない．

　院外処方を通じて，医療機関と薬局が役割分担することを，「医薬分業」と呼ぶ．また，患者さんが思い思いに自分の薬局を選ぶとき，一つの医療機関から発行される処方せんはさまざまな保険薬局で処理されることになる．このようにして「面」のように処方せんが地域に流れることから，この分業形態は「面分業」と呼ばれる．療養担当規則（正式名称は「保険医療機関及び保険医療養担当規則」）（厚生労働省令）によれば，医師は処方せんを発行後，調剤する薬局を指定できない．その意味では，「面分業」は法的な要請でもある．

　筆者らは，これまで，できる限り多くの保険薬局と「面分業」の関係を構築するように努めてきた．患者は一人ひとりが，自分が選んだ「かかりつけ薬局」を持ち，その薬局も「お得意様」として患者さんを長期にわたり大切にするという関係にある．

2 在宅医療における薬物療法の技術特性

　在宅医療には，投薬についても，ある程度技術的な限界がある．例えば，トロンボテストをリアルタイムに行いながらワルファリン量を在宅医療現場で調節することは困難である．その意味で，ワルファリンは在宅医療ではやや取り扱いが困難な薬物である．しかし，そのような例外を除いて，在宅医療現場で使いにくい内服薬は少ない．

　むしろ自宅では，薬物の反応・副作用や服薬状況をつぶさにチェックでき，外来診療などと比較して，より精密な薬物療法が可能なことが少なくない．例えば，「多量の残薬の存在」を確認すれば，コンプライアンスや投薬の問題点を知るばかりでなく，「初期の認知症」などを発見する手がかりともなる．副作用も自宅で診療するとより見えやすい．

　また，認知症を合併した患者さんも少なくない．そのような患者さんには「服薬カレンダー」を使用して，一包化された薬物を1回1回確認しつつ服用してもらう方法が有効である．「服薬カレンダー」は，以前は図9-1のような手作りのものが多かったが，現在は，図9-2のような既製品も広く流通している．

3 訪問薬剤指導

A. 訪問薬剤指導とは

　かかりつけ薬剤師は，自分の薬局に来てくれるかかりつけの患者さんを「お得意様」として継続的に大切にする．以前より，熱心な薬剤師は，かかりつけ患者さんが次第に虚弱となったとき，処方薬を持って患者さんの自宅を訪れていた．また，ADLの低下したかかりつけの患者さんから電話で依頼されて，OTC (over-the-counter) 薬，トイレットペーパー，紙おむつなどを届ける薬局も少なくない．しかし，以前は，その活動はボランタリーなものであり，制度として明確なものでなかった．

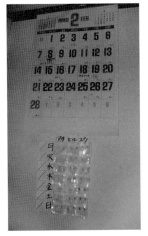

図 9-1. 手作りの服薬カレンダー

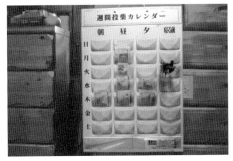

図 9-2. 既製品の服薬カレンダー

このような熱心な「かかりつけ薬剤師」の活動が制度に反映されたのが，訪問薬剤指導である．

　医療保険で訪問薬剤指導（医療保険制度の正式な用語は「在宅患者訪問薬剤管理指導」）が認められ，その後，介護保険にも訪問薬剤指導（介護保険制度の正式な用語は「居宅療養管理指導」）が盛り込まれた．（本書では，この「在宅患者訪問薬剤管理指導」と「居宅療養管理指導」によって給付される薬剤師の活動を「訪問薬剤指導」と記載している．）薬剤師の活動がこのような制度に結実し，特に，介護保険制度施行以後，

薬剤師が在宅患者を訪問する活動が広まっている．後に述べる在宅中心静脈栄養法や在宅での麻薬注射液使用などは，訪問薬剤指導普及の延長線上にある．

さて，訪問薬剤指導を，「薬の宅配」と理解している人や，そのように説明する医師もおられるが，私はその理解には違和感を持っている．私は，「訪問薬剤指導とは薬剤師の先生の往診である」と説明することにしている．つまり，訪問薬剤指導とは，本来は，薬剤師が薬局窓口で処方せんを確認し，調剤し，患者・家族に説明をする代わりに，自宅においてそれらを行う行為である．筆者は，薬剤師も，他の医療専門職と同様に，「対面支援義務」があると理解している．そして，訪問薬剤指導は患者自宅（あるいは介護施設）を訪れ，対面することが本質であると筆者は理解している．例えば，患者が体重30kg未満の虚弱な高齢者なのか，ADLは低下しているものの体重70kgの元気な高齢者なのか，直接，対面・視認しないで，適切な薬物の説明は不可能であろう．このような薬剤師のプロフェショナルとしての知恵と経験によって培われた制度であると理解したい．

したがって，「薬の配達なのか」と尋ねられたとき，筆者は次のように説明することにしている．「そうではありません．例えば，医師は事務員に往診を代わりにさせることができません．薬の説明も，薬剤師の先生自らが自宅に来て行う必要があり，事務員などに薬を配達させたり，宅配便を利用して，事足りるものではありません．したがって，これは〈薬の配達〉ではなく，〈薬剤師の先生の往診〉です」と．

B. 処方せん情報の薬局への伝達の困難性

在宅医療現場で苦慮するのが，「処方情報の薬局への円滑な伝達」である．

家族やホームヘルパーが処方せんを薬局にもって行ける場合はよいが，必ずしもそれが可能ではない場合もある．そのような場合に，薬剤師に処方内容を伝えることは簡単ではない．実際には，訪問薬剤指導を実施する場合，薬剤師は患者さんの居宅で，処方せんの実物を確認し，

調剤・説明を行うことになる．すると，あらかじめ処方せんの内容を調剤薬局に正確に伝え，その処方内容を間違いなく薬剤師が居宅に運んでこられるようにしなければならない．つまり，患者さんの自宅にある処方せんに書いてある内容が，正確に薬局に伝わる手法が必要なのである．

　最も望ましい形は，患者宅にFAX電話機を設置してもらい，「患者さん・ご家族の手で，処方せんを自分の選んだ調剤薬局にFAXしてもらう方法」である．患者さんやご家族に認知症がない場合には，「電話で処方せんを読み上げてもらうという方法」もある．認知症で独居の方の処方せん内容をどう薬局に伝えるかは頭が痛い．実際には，私たちが薬局に処方内容を電話で伝えたり，薬局に届けたりすることもある．

　調剤薬局が私どもに（医療機関からの）FAXを要請する例もあるが，患者さんが認知症や独居の場合などで，自力対応困難な場合には，柔軟に対応している．この方法では，処方せん原本を居宅においてくるか，または，医療機関が調剤薬局に郵送する必要があるため，必ずしも望ましい形ではないと考える．この問題を解決するため，ポータブルFAX送信器を携行し，患者さん居宅から処方せんを調剤薬局にFAXする医師もある．

4 在宅医療における投薬知識

　在宅医療では経管栄養，中心静脈栄養を施行している方，がん性疼痛に麻薬を使用している患者さんも数多く診療する．このような患者さんに対する薬物その他の物品を，医療機関が自ら調達することは不可能に近いが，院外処方が可能なものが多い．経管栄養を実施している場合，経管栄養剤は処方可能である．また，中心静脈栄養法など，輸液が必要な場合，輸液製剤のみならず，注射液や輸液ルート，さらにはフーバー針などまで処方できる．なお，輸液製剤や注射液の混入をする場合，無菌調剤設備（クリーンベンチ）を有する薬局に依頼する．このような設備を有する薬局も次第に増えてきた．

表 9-1. 経管栄養，中心静脈栄養，麻薬注射液使用時の院外処方の実際

① **中心静脈栄養における処方**
輸液内容，チューブ，フーバー針なども処方可能である．輸液などの調剤を行う場合，調剤薬局は無菌調剤設備（クリーンベンチ）を持つ必要がある．
＜処方1＞
　①フルカリック3号（1103 mL）2本／以上1日量　　　7日分
　②在宅中心静脈栄養法輸液セット　　　　　　　　　　1本
　　　　　（TS－P541　F036 カフティポンプ用）
　③フーバー針　　　　　　　　　　　　　　　　　　　1本

② **シリンジでの麻薬注射液処方**
シリンジポンプで，麻薬注射液を，持続皮下注射，あるいは輸液ルート側管から持続静脈注射する場合に用いる．麻薬注射液を無菌的にシリンジに充填する操作を薬局が行うことができる．薬局は，麻薬取り扱いの認可を持ち，かつ無菌調剤設備（クリーンベンチ）を持つ必要がある．シリンジポンプは患者が自由に操作できない鍵がかかるタイプが必要である．また，麻薬を患者宅に保管できないため，薬局の宅配時に，医師または看護師が同席し，シリンジポンプにセットする必要がある．
＜処方2＞1日にモルヒネを 80 mg 投与する方法を示す．
　①塩酸モルヒネ注射薬 8 mL（モルヒネ 320 mg）＋生理食塩水 1.6 mL
　　これをテルモシリンジ（10 mL 用）に充填（0.1 mL／時で持続注入）

③ **中心静脈栄養に麻薬を混入する方法**
麻薬を中心静脈栄養に混入することもできる．この場合，訪問薬剤指導時に，医師または看護師が同席する必要はない．
＜処方3＞モルヒネを 60 mg/dL 投与し，制吐薬やステロイドを同時投与する例を示す．
　①ユニカリック L（1400 mL）＋ビタジェクト1A
　　　　　　　　　　　　＋プリンペラン4A
　　　　　　　　　　　　＋塩酸モルヒネ　60 mg
　　　　　　　　　　　　＋デカドロン　　 4 mg
　　　　　　　　　　　　＋ザンタック（20）1A（以上1日量）
　　　　7日分　　（58 mL／時で滴下）
　②在宅中心静脈栄養法輸液セット
　　　　　（TS－P541　F036 カフティ®ポンプ用）1本

これらの薬品・物品は，訪問薬剤指導を通じて，薬剤師が宅配することにより，患者さん・ご家族が労なく受け取ることができる．このことは，注射液や輸液ルート，フーバー針まで，居宅における薬剤師の指導対象になったということでもある．
　なお，麻薬調剤に関して少しコメントしておく．麻薬は麻薬施用者のみが処方できる．麻薬処方せんには，医師は，備考欄に患者さんの住所および麻薬施用者番号を記載する義務がある．麻薬は売買が大きく規制されており，デッドストック（後述）の問題は大きい．患者さんが死亡した場合，残った麻薬は薬局に返却する．この残薬は薬局のほうで処分してくれる．

5 デッドストックへの配慮

　売れ残り，その後，期限切れなどで「売却不能となった商品」をデッドストックという．医師は薬局側のデッドストックに対する考慮を持つべきである．
　まず，できるだけ，「患者さんが選んだ薬局が在庫を有する薬物」を使用することにしたい．筆者は，しばしば，処方せんを書く前に，あらかじめ薬局に電話して，在庫を確認するようにしている．「後発品でも調剤可」とする方法も有力である．
　定期的に処方する薬物は，一度出し始めると継続処方するほうがよい．麻薬以外は，小口での薬物売買が比較的自由に行われるので，短期間しか使用しない薬に関しては，「当面必要な少量の薬物を取り寄せてもらう」方法もある．また，患者さんには「かかりつけ薬局」を持つことを勧める．「かかりつけ薬局」を持つと，薬局側でも，その患者を「お得意様」として配慮してくれるようになる．患者さんが処方せんをもらうたびに別の薬局に行くと，そのつど，その薬局が新しい薬の取り寄せを行う可能性があり，薬局としても苦しい対応を迫られる．
　特に麻薬については，デッドストックに関して細やかな配慮が必要で

ある．麻薬も薬局間売買は可能だがかなり制限されており，また，単価が高額なものも多く，薬局にデッドストックを構成して損害を与えやすいからである．

6 ホームヘルパーによる服薬介助

2005年，ホームヘルパーに薬剤服用の介助が認められた（「医師法第17条，歯科医師法第17条及び保健師助産師看護師法第31条の解釈について（医政発第0726005号）」（平成17年7月26日））．ホームヘルパーが介助できるのは，「一包化された薬剤」のみである．したがって，ホームヘルパーに服薬介助をしてもらう場合，一包化することを処方せんの備考欄に記載する必要がある．

7 訪問看護との業務分担と連携

介護保険以前は，在宅医療は主に医師と看護師とによって行うものであった．当時は，看護師は，患者の看護・介護のあらゆる局面に目配りし，服薬管理も，訪問看護の重要な仕事ととらえていた．もちろん，現在でも，看護師はそのような意識をもって，患者さんの服薬状況には深い関心を持っていると思う．それゆえ，薬剤師が積極的に居宅での服薬管理を行ってくれることは，訪問看護師の負担軽減に資すると考えてよい．最近では，訪問薬剤指導を行う薬局も増え，訪問活動を行う薬局を見つけることはそれほど困難ではなくなってきた．薬剤管理を薬剤師に一任することで，訪問看護師がそれ以外のケアに専念できるという意味でも，訪問薬剤指導を導入する意味がある．

また，当然ながら，在宅中心静脈栄養法や在宅での麻薬注射液使用を行う患者さんなどでは，薬剤師と看護師との密接な連携により，ケアの質を向上させることができる．

8 サービス担当者会議等への出席

　上記のように，近年，薬剤師は居宅への訪問活動を広げている．サービス担当者会議や退院時カンファレンスを行うときには，ぜひ，薬剤師にも声をかけて，可能な限り参加してもらうようにしたいものである．

<文　献>
・和田忠志　川添哲嗣　監修　在宅医療の技とこころシリーズ　「在宅薬剤管理入門」コミュニティ・ファーマシストの真髄を求めて．南山堂，2014.

第10章

歯科連携

1 在宅生活の基本的条件としての「食べること」

　病院での療養生活をする患者さんでは，さまざまな人工的な栄養法を安定的に提供可能である．しかし，自宅や施設で生活するためには，「食べることができる」ことが重要な要件である．口から食べることができない人が在宅生活をすることは，現実的には困難である．

　もちろん，必要に応じ，また希望に応じ，経管栄養や中心静脈栄養を行うことは当然である．その一方で，在宅医療現場において，私たちは，できる限り輸液などをしないで，「経口で食べられるように支援する」ことに心を砕くのである．その意味で，「食べること」の支援は，在宅ケアにおいて非常に重要である．

2 歯科適用について

　在宅医療は，基本的には「ADL低下障害者を対象とする医療」である．別の言葉でいえば，ねたきりや認知症の患者さんが多く，身体障害や，自発性の障害により，自分では歯磨きができない患者さんが非常に多い．つまり，口腔内が清潔ではない患者さんが多い．同時に，ADL低下障害者は歯科外来に通院不能でもある．これらの必然的な結果として，在宅医療を受ける方には，う歯罹患者も多い．

また最近では，さまざまな居住系サービス事業所（以下「施設」という）に在宅医療の裾野が広がっているが，同様に，「施設」利用者でも口腔内が清潔でない人は多い．

口腔内が清潔でないこと，および嚥下の障害があいまって，誤嚥性肺炎の頻度が高いのも在宅医療の特徴である．

口腔内が清潔でないことや，う歯が多いことのほか，私たちが頻回に遭遇する歯科的問題としては，「（歯肉の萎縮等により）義歯がうまく装着できなくなった」，「義歯が壊れた」などがある．義歯は，機能的な意味ばかりではなく，審美的な意味が大きく，義歯を新調すると，患者さんが「喜んでデイサービスに行くようになる」というような現象も，ときに見られる．

在宅医療を積極的に行う「在宅療養支援歯科診療所」の制度も発足した．上記のような問題点につき，在宅医療を実施する歯科医師と有効な連携関係を築きたい．

3 歯科医師にどのような情報を提供するか

歯科医師と連携する場合，私たちは表10-1のような情報を歯科医師に提供することが望ましいと考える．

第一は診断名である．診断名は身体的状況を伝えるのみならず，精神的な状況をも伝えることができる．患者さん本人が「歯科治療を理解して対応できるかどうか」は非常に大きな問題である．この意味において，知的障害や認知症の存在は歯科治療の困難性を大きく左右するので，そのような診断名も記載が望ましい．

第二は血液媒介感染症である．歯科医療はdental surgeryであり，外科的な処置を伴うことが多い．このため，感染症情報を歯科医師に提供することは重要である．

第三は処方内容である．処方を記載することにより，どのような治療をしているかを歯科医師が知ることができる．また，ワルファリン，チ

表 10-1. 歯科医師への情報提供

①診断名
②血液媒介感染症情報
③処方情報
④抗菌薬の使用について

クロピジン，アスピリンなどの血液凝固を抑制する薬物を使用しているかどうかを歯科医師が知ることは重要である．

　第四に，必要に応じて，抗菌薬の使用について歯科医師にコメントを記したい．例えば，糖尿病などの免疫力の落ちる疾患であるとか，体力の低下した高齢者などでは，通常の健常人よりも抗菌薬を必要とする場合がある．このような情報を歯科医師に提供することも重要である．

＜文　献＞
・菊谷武：図解 介護のための口腔ケア（介護ライブラリー）．講談社，2008.
・日本歯科評論　別冊 医療連携による在宅歯科医療．ヒョーロン，2008.
・日本医師会：在宅医療をサポートする医師の研修カリキュラム．在宅医療の具体的な実践方法〜多職種協働と家族，社会との連携〜，2009.

第11章

社会資源活用

　「在宅医療」が自宅における医師の行為であるとすれば，より大概念である「在宅ケア」は在宅医療を含み，社会資源活用および家族のケアを包括する"患者サポート全体"をさす概念である．「在宅ケア」の基盤は"介護力"である．介護的基盤がなければ，在宅ケアそのものが成立しない．医療依存度の高い患者では，在宅医療の有無が，患者さんが自宅にいられるかどうかを決定づけるが，その場合でも，「基盤的要素は介護力」という原則は変わらない．介護保険施行後もなお，日本の介護は，基本的に家族に依拠する．それゆえ，家族の負担を軽減し，サポートする知識やマネジメントが医師にも課せられると私たちは考えてきた．

　介護保険施行後，このような社会資源活用業務は，そのかなりの部分を介護支援専門員（ケアマネジャー）が行うようになった．また，1990年に「在宅介護支援センター（老人介護支援センター）」制度が作られ，大きな役割を担っていたが，これも大部分が介護支援事業者に取って代わられた．また，2006年には，「地域包括支援センター」の制度ができ，介護予防や，虐待の問題などに関わるようになっている．

　このような社会資源活用について，医師はぜひ知識を深めたいが，主要なものだけを取り上げることにする．

1 介護支援専門員（ケアマネジャー）との連携

A. ケアマネジャーとは

　ケアマネジャーは，医療・介護・福祉の専門職が，5年以上の現場経験を積んで，試験を受けて与えられる資格である．それは，介護保険での社会資源活用の基本的なプランナーとされる．したがって，介護保険制度の活用にあたり，ケアマネジャーとの有効な連携が在宅ケアのサポートにとって必要不可欠となる．

　ケアマネジャーは，利用者（患者）に「居宅サービス計画」「施設サービス計画」などを作成するとともに，業者を斡旋する．例えば，「週1回の訪問看護，週3回の家事援助，週1回のデイケア，月3回の巡回入浴」というふうに，給付額の範囲で，どんなサービスを行うかを利用者とともに「計画」する．そのほかに，被保険者の要介護認定の申請を代行したり，市町村が介護認定をする際の調査代行を行うことができる．

　また，ケアマネジャーには，ケアプラン作成に当たり「サービス担当者会議」を開催することが義務づけられている．「サービス担当者会議」は，専門職間での情報共有を可能とし，チームとしてより効果的な対応を行うための最も有力な方法である．また，「サービス担当者会議」では介護保険制度に限定することなく，そのほかの制度活用をも討論し，援助する方法を探りたい．

B. 必要に応じ，ケアマネジャーを紹介する

　在宅ケアの現場に患者さんが導入される場合，たいていその患者さんの発生源は医療機関である．

　介護保険制度は非常に普及した制度であり，多くの人が知っているが，それでもなお，在宅医療を開始する段階で，介護保険制度を利用していない患者に遭遇することは珍しくない．このような場合，必要に応じて介護保険の申請を勧めたり，患者さんの病状や障害に応じたケアマネジャーを患者さんに紹介することは，医師の重要な仕事であると認識し

ている.

とりわけ,さまざまな医療器具を使用している患者さんや,がん末期の患者さんの場合,医療現場を熟知したケアマネジャーを選定したい.

C. ケアプラン作成に携わる

在宅医はケアプラン作成に対し,医療的側面からアドバイスを行いたい.

特に,訪問看護,訪問リハビリテーション,そして薬剤師訪問などの必然性は,医療のバックグラウンドのないケアマネジャーには,必ずしも想起されないことがある.また,訪問看護は訪問介護などに比べて単価が高く,患者自己負担額も高いため,ケアマネジャーがその必要性を十分に認識しなければ導入困難なことも多い.このため,医師は必要に応じて,ケアマネジャーや,患者さん・ご家族に,訪問看護,リハビリテーションの必要性について説明するのがよい.

また,「在宅介護が厳しい」という話をきくと,デイサービスやショートステイなどを提案するケアマネジャーが多い.家族はそれにより自由な時間を得ることができる.しかし,「家族を本人から引き離す」のみでは,在宅療養の安定化は困難である.それらは「在宅ケア」ではなく「施設ケア」だからである.もちろん,家族を休ませることも大切だが,「介護する家族がスキルアップし自信を獲得する」ことが在宅ケア・在宅療養の真の安定化である.看護師やホームヘルパーを導入し,専門職を通じて,「ケアの能力」を家族が獲得することで,在宅療養は力強いものになっていく.ケアプランは,「家族を休ませる」だけでなく,「在宅療養を向上させる」内容になるよう,医師はケアマネジャーにアドバイスするとよい.

2 地域包括支援センター

介護保険法の改正により,平成18(2006)年度から登場した事業所

である．市町村の直営，あるいは委託事業として行われる．社会福祉士，保健師，主任ケアマネジャーの3職種で，介護保険における「要支援者に対する予防給付」および「介護予防」などに関わる．同時に，高齢者虐待防止などの権利擁護を行う．

在宅医療でよく遭遇する社会的困難ケースの支援では，ぜひ，地域包括支援センターと連携して対応したい．特に，高齢者虐待ケースでは，通常，地域包括支援センターがその受付窓口となる．

3 障害者福祉制度の活用

在宅医療は基本的には通院不能患者を対象とするため，圧倒的多数の患者さんが重度の身体障害者である．身体障害二級以上の手帳を有する患者さんは，基本的には医療費が免除（償還払い）になるなど，さまざまな利益が患者さんにある．また，障害者自立支援法のさまざまな制度活用を受ける場合も，障害者手帳を有することが前提となる．

つまり，在宅医療を受けているような重度のADL低下障害者は，多くの場合，身体障害者手帳を受けることができるために，医療費の自己負担がない，という点が重要である．

一方，「在宅療養支援診療所は診療報酬が高いために，患者自己負担が高く，在宅療養支援診療所を取得しないで診療すると患者負担を少なくできる」というような議論があるが，必ずしも正しくない．つまり，24時間対応が必要であるような在宅患者さんは，通常，身体障害二級以上の障害があるため，自己負担額は問題にならないのである．

このため，在宅医療を行う医師が，身体障害者手帳交付のための診断書を記載できることが望ましい．この診断書を記載する医師を，指定医師と呼ぶ．指定医師となるためには，市役所を通じて都道府県に申し込む必要がある．そのほかに現在交付されている障害者手帳は，知的障害者のための手帳は「療育手帳」，精神障害者のための手帳は「精神障害者保健福祉手帳」と呼ばれる．

4 生活保護制度

　生活保護制度は，財産が少なく，かつ，目下のところ就労能力のない人に対して，生活費，医療費などの給付を行う制度である．日本国憲法第25条に定められる「生存権」を保証する根幹の制度である．生活保護は，本来は国の制度であるが，市町村の福祉事務所を窓口として実施される．市町村職員で，それぞれの受給者に対して生活保護を担当する職員を「ケースワーカー」と通称する．

　患者さんが生活保護を受給するに際して，疾病などによる障害がある場合，就労能力の有無については，医師が判断することになっている．つまり，受給可否において，医師の役割は決定的に大きいのである．

　生活保護制度で得られる給付は，8種類の保護からなり，生活扶助（生活費），教育扶助（義務教育費），住宅扶助（家賃など），医療扶助（医療費自己負担分），介護扶助（介護保険自己負担分），出産扶助（出産関連費用），生業扶助（生業や就労などに必要な費用），葬祭扶助（葬祭費など）である．

　これらは，生活困窮者に対して，必要性を福祉事務所で判断して給付される．これらの8つの保護は，それぞれ別々のもので，個別に給付される．したがって，まれな例では，生活扶助を受けていても，医療扶助を受けていないという例もありえる．また，生活保護制度は「他のすべての制度を利用した上で足りない部分だけを補填する」というシステムである．例えば，医療扶助の場合，身体障害者であれば，障害者手帳の交付を受けて医療費自己負担分が免除になれば，生活保護からの支給はなくなる，という構造となっている．

　生活保護制度は，財産価値のある固定資産などを持つ場合には受給できない．また，生命保険などの金融商品や有価証券を保有している場合も受給できない．このような場合には，それらの資産を活用することになる．固定資産を有する場合には，「生活福祉資金（長期生活支援資金）貸付制度」（後述）が利用できる場合がある．また，当該患者さんの障

害程度によっては生命保険などを活用できることがある（後述）．

5 成年後見制度

認知症などで判断能力が低下したとき，とくに本人の財産を保全する能力が低下したとき，後見人がその人の利益を本人に代わり，守ってくれる制度である．

成年後見制度を利用しようとする場合は，市役所や地域包括支援センターを通じて，家庭裁判所に申し込む．家庭裁判所の判断により，「後見人を付す」との審判を受けた人を「成年被後見人」，本人に代わって法律行為を行う者を「成年後見人」という．「後見」を受ける人より障害の程度が軽い人への支援制度には，「保佐」「補助」がある．

後見人は，本人を代理して，財産の管理や身上監護にかかわる事柄について判断し，本人の権利や財産を守る．認知症があると，経済的虐待を受けやすいが，家族による財産不正使用などがあるとき，家族のなかで後見人を設定することは困難で，第三者の後見人を選任する形態が望ましい．親族以外が後見人となる場合は，司法書士，弁護士，社会福祉士などの資格を持つ人がそれを担当することが多い．後見人候補者は，後見活動に関する研修を受け，家庭裁判所に登録された人が，後見人となる．

成年後見人は，広範な代理権・取り消し権，財産管理権，療養看護義務を持つ．ただし，「日常生活に関する行為」については取り消すことができない．また，「遺言や婚姻」や，「治療などの同意」など，本人だけで決めるべき事項についても，同意や取消はできないと考えられている．また，後見人は自己利益のために働いてはならないことになっており，その活動は家庭裁判所に報告され，監督を受ける．

6 生活福祉資金（長期生活支援資金）貸付制度

　土地・家屋を所有している場合，不動産を担保に入れて，生活資金・介護資金を調達する方法が「生活福祉資金貸付制度」である．

　このような融資の仕方を，一般的に，「リバース・モーゲージ reverse mortgage」と呼ぶ．日本ではあまり普及していない金融手法である．リバースとは「逆方向」，モーゲージとは「担保」という意味である．

　リバース・モーゲージは，いわば一種の金融商品で，例えば次のように運用される．金の借り手は，不動産を担保に入れ，毎月一定額の現金を貸し手から借り受ける．そして，借り手が死亡したとき，あるいは家を離れるときに清算を行う．つまり，通常の不動産購入のときは，「いっぺんにお金をもらって一定額を返していく」のに対して，それとは「逆の手順」を取るので，リバース・モーゲージと呼ばれる．リバース・モーゲージは，「不動産は持つが現金収入が少ないお年寄り」などが，現金を定期的に入手するための金融商品といえる．

　わが国においては，個人が金融機関から直接リバース・モーゲージという金融商品を利用することは通常ない．県の社会福祉協議会が実施主体となり，県内の金融機関と連携して，公的性質の高い「生活福祉資金貸付制度」として運用される．窓口は通常，市町村の社会福祉協議会である．「生活福祉資金貸付制度」を利用するためには，借入申込者の居住している不動産の土地評価額が1000万円以上で，担保に入っていないことが必要である．また世帯構成員が原則65歳以上であること，申込者世帯が非課税程度の低所得世帯である，などが条件となる．

7 生命保険と住宅ローンについて

　すでに述べたように生命保険を有していると，通常，生活保護が受けられない．生命保険は，経済学的には貯金と同じだからである．

生命保険は，実は，死亡しなくても保険金を受領することができる．というのも，通常，生命保険は，死亡または重度障害に対し保険金を支払うものだからである．例えば，身体障害者手帳で二級程度，介護保険で要介護4～5に該当する程度の重度障害があると，保険金を受け取ることができる．つまり，在宅医療の対象者の大部分は，保険金を受け取ることができる．

　また，住宅ローンには通常，生命保険が付加されている．つまり，住宅ローンの債務者が死亡したり，重度障害を負った場合には，生命保険がおりて，住宅ローンの残額を返済する仕組みである．つまり，債務者に代わって，保険会社が住宅ローンの残額を返済してくれるのである．これについても，在宅医療の対象者の大部分は，この保険を活用することができる．

第12章

虐待への対応

　高齢者虐待防止法（「高齢者虐待の防止，高齢者の養護者に対する支援等に関する法律」平成17年11月9日法律第124号）（以下「高齢者虐待防止法」）が2006年4月より施行され，高齢者に虐待を発見した者は通報義務を負うこととなった．さらに，障害者虐待防止法（「障害者虐待の防止，障害者の養護者に対する支援等に関する法律」平成23年6月24日法律第79号）が施行され，我が国の虐待関係法規は，児童虐待，DV（domestic violence）に対するものを含めて，四つとなった．

　医療従事者による虐待発見は多く，医師も通報を行う必要があるが，医師にはそれ以上の関わりが期待される．在宅医療は，患者さんの自宅内部に直接的に入り込む医療形態であり，家庭や家族の問題に無関心ではありえない．虐待の現状に対しては，第三者の介入がにわかには有効でないことも多いが，それでもなお，医師の言葉や行動は，本人や家族に強い影響力を発揮しうる．

1 虐待の定義を知る

　高齢者虐待防止法では，虐待は「身体的虐待」「心理的虐待」「性的虐待」「介護等放棄」「経済的虐待」に分類される．これは国際的にも標準的な分類である．このような分類で虐待を認識することは重要である．

A. 身体的虐待

被害者に対して「暴力を行う」のが代表的だが，タバコの火をおしつける（熱傷を負わせる），階段から突き落とすなど，外傷等を生じる行為はすべて該当する．また，「縄・器具などで身体を束縛する」「部屋に閉じ込める」や「向精神薬などで活動を封じる」も該当する．例えば，ベッド柵やミトンの使用なども該当しうる．類似のものに，「ナースコールを使用させない」も含まれる．

B. 心理的虐待

「暴言」（言葉の暴力）が代表的である．「拒絶する」「無視する」も該当する．「親しい人に会わせない」「やりたいこと（活動など）をさせない」なども該当する．

なお，身体的虐待や性的虐待は同時に心理的虐待であることが多い．心理的な虐待を与えることが目的で，身体的虐待や性的虐待が行われることも珍しくない．

C. 性的虐待

「本人の意思に反して性行為を迫る」「無理に体に触れる」「わいせつな言葉をかける」のほか，「わいせつな行為を行うことを強要する」などが代表的である．（高齢者施設・障害者施設などで介護者多忙による）「下半身（女性の場合は胸なども）を露出したまま放置する」もあたる．

D. 介護等放棄（ネグレクト）

「食事を適切に与えない」「入浴させない」「オムツを交換しない」「劣悪あるいは不潔な住環境で生活させる」「長時間にわたり放置する」などが代表的である．適切な医療を受けさせないこともこれにあたる．

E. 経済的虐待

「生活に必要な金銭を渡さない（使わせない）」，「年金，預貯金や固定資産などを（本人の適切な承諾なしに）使用する」などをいう．具体的

には，「障害年金を親が使用する」「認知症になった親の預金を生活費に流用する」などが代表的である．「高齢者を（意思に反して）高齢者施設等に入所させ，その家屋を使用する」「不動産を（無断で）売却する」なども該当する．

認知症患者や知的障害者は，記銘力や判断力低下のために経済的虐待を受けやすい．

ここ数年，特に高齢者虐待の有識者の間では，セルフ・ネグレクトという概念が注目されている．在宅医療を行うものにとっては，いわゆる「ごみ屋敷」を想定すると，理解しやすいであろう．

F．セルフ・ネグレクト

非常に劣悪な環境に居住したり，医療や介護を意図的に受けないで生活する行為などをいう．自暴自棄行為とも呼ばれる．認知症その他の精神疾患，知的障害などが背景にあることも珍しくない．セルフ・ネグレクトは独立した死亡リスク因子であることが知られている[1,2]．

医療従事者による虐待の発見は多い．とりわけ，在宅医は虐待のサインを直接的に発見できる立場にある．虐待を発見したものは，法に基づき通報義務がある．高齢者虐待の場合，その通報窓口は，市町村あるいは「地域包括支援センター」である．医師が自分の手に負えないと考えたときには，「市町村高齢者虐待防止ネットワーク」を活用してチームでアプローチしていただきたい．障害者虐待については，各都道府県や市町村に，「都道府県障害者権利擁護センター」や「市町村障害者虐待防止センター」などの通報窓口が設置されている．高齢者虐待，障害者虐待，ともに，残念ながら，24時間対応する通報窓口は少ない．

上記のように，高齢者，障害者（さらには，児童，DV被害者）で窓口が異なり，しかも，高齢者では同一市町村内でもエリアごとの複数の通報電話番号がある．あらかじめこれらを知っている人は通報できるが，通報者が急いでいる場合など，とっさに正しい番号を調べて通報するこ

とは実際には難しい．

したがって，緊急性が高いときには，110番通報あるいは119番通報を行うのが現実的である．なお，千葉県鴨川市，埼玉県行田市などのように，システムの進んだ市町村では，高齢者・障害者・児童を問わず，番号を一本化して利便性をはかっている場合がある．

2 居宅での虐待のパターン認識と対応

筆者の経験から，現場で遭遇する虐待のあり方に，いくつかのパターンがあるように考える．そのパターン認識により，虐待を予測したり，察知することが多少なりとも可能と考える．高齢者虐待を中心に，そのパターン認識について述べてみたい．

A. 介護熱心な家族による虐待

献身的に世話をする家族が虐待を行う例をときに経験する．介護熱心な家族は几帳面であり，思いが強いだけに葛藤を持ちやすく，身体的虐待や暴言を語るなどの行為に及んでしまうことがある．このような場合，虐待する家族はしばしば悔悟の念を持つ．したがって，虐待が強く疑われても，それを家族に指摘することは必ずしも有効ではないし，有害ですらありうる．

B. 認知症に対する理解が困難な場合

「認知症特有の行動」に対して家族が葛藤を禁じ得ないとき，暴言や暴行に及ぶことがある．いかに認知症を理解しようと努力していても，「毎日顔を合わせて生活する家族」は，いらだちから簡単には解放されない．

上記A，Bのような事例では，家族を休ませるためにデイサービスやショートステイなどを利用する方法をケアマネジャーが提案することが

多い．しかし，私はそのような方法だけでは不十分であると考えている．それらの「休息を提供する」手法は，一面は有効であるが，その「家族を本人から引き離す」方法だけでは，家族の看護・介護能力のスキルアップはいつまでたっても実現しない．引き離す方法は「在宅ケア」ではないからである．ここで，筆者は，訪問看護や訪問介護などをしっかり導入することの重要性を強調したい．看護師やホームヘルパーとともに看護・介護を行うことを通じて，「自宅で様々な課題に対決しうるケアの手法」を家族に習得してもらうことで，家族は対応能力を向上させることができる．医師は，家族を休ませることのみならず，家族のスキルアップとエンパワメントが促されるように配慮したい．

C．家庭そのものが崩壊して放置されている

すでに述べたように，ある家族内の人物が倒れて障害を得た後，「家族の力」が再生せず，家族介護が困難になる場合がある．

このような事例では，もとの「家族の構造」に着目したい．家族の構成員は対等ではなく，「リーダーシップを取っている人」がいる．リーダーシップを取る人が，脳梗塞などで障害を得ると，ほかのメンバーは一時的に「烏合の衆」のようになることがあり，家族の回復に時間がかかりうる．このような場合，しばらくすると，「家族はいるが，ねたきりの高齢者が飢餓に瀕している」などの状況を呈しうる．支援者は家族の回復のプロセスの時間経過に神経を研ぎ澄ませ，その都度，必要な支援を提供したい．

D．自立しない家族メンバーなどによる経済的虐待

経済的虐待でよくある例は，「成人した経済的自立をしていない息子」が親の年金を搾取するなどである．しばしば，その子どもは自立的な生活能力や，対人関係能力が低く，広い意味で「生活能力障害」と認識できる．経済的にある程度自立していても，経済的虐待を行う家族メンバーがいることがある．この場合，家族は「親の財産は自分も処分してよい財産」と考えがちである．また，被害者の高齢者が「子どもをかばう」

ために事実を否認することもある．

　一方，「障害者である子ども」の障害年金を親が搾取・流用する場合もある．この場合，やはり，「親は子の財産も処分してよい財産」と考えがちである．

　対処としては，基本的には後見人制度の活用が有効であるので，地域包括支援センターあるいは市町村役場に対応を依頼されたい．

E．過去の家庭内虐待の継続，あるいは地位の逆転

　手足の自由が効かなくなった高齢者が，なお，杖などで伴侶を殴打しようとする例を経験したことがある．逆に，「過去虐待されていた妻」がねたきりになった夫に対し暴言や暴行を行う例や，ねたきりになった夫の世話をせず，放置するといったこともある．

　このような行動は，第三者にはにわかには理解ができかねるが，家族との信頼関係が構築されれば，ときに過去の生々しいエピソードを聴取しえる．

F．精神障害者・知的障害者である子どもによる介護における虐待リスク

　要介護高齢者の子どもが軽症の統合失調症や軽度知能障害の場合がある．このような場合，当初はうまく介護をしていても，親の老衰が進行したり病状が進み，介護度が高くなると，子どもの対応能力を超えてくる．そうなると，放置したり，暴言・暴行に及ぶことがある．また，精神障害者・知的障害者である子どもが，親のレスキューのサインを見落としてしまうことがある．

G．アルコール常用者・依存者，その他の薬物依存などの人に関連した虐待

　家族が「酩酊すると虐待を行う」ことがある．加害者には，対人関係の障害があることが多く，「アルコール依存」の場合もある．依存症の場合，「アルコールを供給している家族（イネーブラー）」が存在するの

が通常である．虐待者はイネーブラーにアルコール供給を強要するために，恫喝したり暴力をふるうことも多い．逆に，イネーブラーが依存症患者に酒を飲ませ続けることも，次第に死に近づけている意味で，虐待とみなしうる．

　以上，E，F，Gなどの例では，特別な対応が必要なのではないか，と思う読者も多いと思う．しかし，筆者は，介護保険制度，障害福祉制度などを用いた，（加害者を含めた）家族全体に対する生活支援が，対応の「王道」であると信じている．もちろん，虐待事例に対する特別なテクニックもあるが，ありきたりの支援を導入することが，実は，状況緩和への第一歩となることが多い．

3 多職種連携とカンファレンスの重要性

　多くの患者・家族は医師に対しては体面を取り繕って対応するため，医師には「家庭の恥部」は見えにくい．ホームヘルパーなどが虐待を察知しやすいことがある．
　虐待ケース対応において，カンファレンスをもつことは重要である．会議を行うことで，にわかに手を打てないにしても，虐待行為をさまざまな側面から把握でき，その事実を共有化できることは有意義と考える．カンファレンスを繰り返すことにより，構成メンバーが成長し，より効果的に虐待などの困難ケースに対応できるようになる．また，経験を積んでくると，「どのタイミングで，カンファレンスを行うべきか」が，わかってくる．
　在宅ケア現場のカンファレンスで，もっともポピュラーな形態が，介護保険上の「サービス担当者会議」である．医療・福祉スタッフの誰かが虐待行為を察知したとき，「サービス担当者会議」を開催したい．また，高齢者虐待防止法にもとづき通報すると，市町村の高齢者虐待防止ネットワークなどのケース会議に持ち込んで検討できることがある．

4 具体的な支援について

A. 加害者支援の重要性について

　加害者は多くの場合,「支援が必要な人」である．私たちは，被害者救済に眼が行きがちである．しかし，筆者は本質的な虐待対応は「加害者支援」と認識する．というのも，加害者の虐待が消退したり緩和されることが，解決の本道だからである．既述のように，加害者が介護に疲弊したり，貧困に苦しむゆえに虐待に及ぶことは多い．あるいは，虐待者が，障害者であったり対人関係の障害などを持つことも多い．このような加害者の奥にある「何か」を洞察するように心がけたい．

B. 被害者と有効な信頼関係を持つ

　虐待ケースにおいて，被害者との信頼関係を構築することは重要である．被害者は，多くの場合，失意にさいなまれており，孤独な状況で耐えている．そこに，信頼できる支援者が現れ，「その支援者は必ず味方になってくれる」という確信を被害者が得ることは，通常，決定的な援助基盤となる．

　実際のケースでは，訪問診療や訪問看護を導入し，「継続し信頼関係を蓄積していく」だけで事態は大きく前進することが珍しくない．サービス提供を通じて信頼蓄積を行うことで，「被害者への癒しの力」を発揮することがしばしばある．

　ただし，訪問診療や訪問看護が，加害者の家庭内での権力を脅かすとき，加害者が医師や看護師を排除しようとすることが珍しくない．これらは，「加害者との緊張関係を作りかねない支援」であることは予測しておきたい．このような場合，本人との信頼関係を基盤に，加害者との緊張関係を保ちつつも，持ちこたえながら本人支援を続けるようにしたい（この種の対応には，ある程度経験が必要である）．

　また逆に，訪問診療や訪問看護を導入し，「継続し信頼関係を蓄積していく」プロセスで，加害者の心理的・労力的な負担が軽減し，「加害

者が癒される」こともある.

C.「さまざまなイベント」を端緒に援助を開始する

　加害者への援助は，比較的難易度が高いスキルである．一般に，虐待空間には密室性があり，加害者の困窮に対して支援をしようとしても，すんなり受け入れてくれない場合も多く，支援しようとして逆にトラブルになることもまれではない．というのも，加害者になる人は，対人関係に問題を抱える人が多いからである．それでもなお，筆者は，加害者支援が本質的な仕事であると信じる．援助者が「加害者を助けるというメッセージを出し続ける」重要性は強調しておきたい．

　たとえば，密室的な屋内で虐待が行われていて，にわかに外部の援助者が踏み込めなかった場合でも，「経済的に困窮し電気やガスが止められる」「被害者の高齢者が骨折や肺炎などを生じる」といったトラブルが起こると，どうしても，外部に助けを求めざるを得なくなる．このような契機を逃さず，相手の求めに応じて援助を差し伸べることにより，被害者とともに，加害者をも助ける端緒となることがある．

D．入院という「分離」

　医師だけに可能な，「緊急入院」という分離手段がある．

　被害者の高齢者も，被害を受けているときにはうつ的であったり，情動が不安定だったりするが，分離されて安全な場所に来ると，冷静に物事が考えられる場合がある．「分離して，初めて本音を語る」被害者もいる．入院理由が（外傷ではなく）疾病である場合には，「虐待者である家族を直接裁かない」利点がある．逆に，外傷の場合には，診断書を医師が書くことにより，被害届を作成する折の証拠にもなる．

E．成年後見制度の活用

　認知症高齢者あるいは知的障害者に対する経済的虐待などでは，成年後見制度を用いた後見人設定が有効である．高齢者虐待の場合は，地域包括支援センターが相談窓口のことが多い．障害者虐待の場合は市町村

役場あるいは役場が設置した相談窓口に相談することになる．

<文　献>
1) Dyer CB et al：Future research：a prospective longitudinal study of elder self-neglect. J Am Geriatr Soc. 2008；56 Suppl 2：S261-5.
2) Mosqueda L et al：Consortium for research in elder self-neglect of Texas research：advancing the field for practitioners. J Am Geriatr Soc. 2008；56 Suppl 2：S276-80.
・和田忠志：虐待の診かた．在宅医学，p.291〜292，メディカルレビュー社，2008．

第 *13* 章

後継者を育成する

　在宅医療は，今後の日本において重要な医療形態であるにもかかわらず，従事する医師は少なく，今後，在宅医療に参入する医師が多数必要であると考えられている．そのためにも，ぜひ，在宅医療を行う先生方に，学生実習や臨床研修の指導をお引き受け頂きたいと考えている．私たちがあおぞら診療所，それに引き続き，いらはら診療所で行っている学生実習や，臨床研修の実際を示して，読者の方々の参考に供したいと思う．

1 学生実習

A．私が最初に学生に語ること
　私は次のように学生に語ることにしている．

　これから，患者様のご自宅に私たちと一緒に行ってもらうにあたり，注意点を述べる．
　悪い実習とは次のような実習である．患者さんやご家族に「今日，なんか，学生さんみたいな若い人が来て，ずっと立ってて，じろじろ見てメモなんか取って行ったわよ，ちょっと，あれは何なの？」といわれるような実習である．よい実習というのは，「今日，若い学生みたいな人がやってきて，先生と一緒に一生懸命頑張っていたよね．ああいう人にこれから，活躍を期待したいね」と，患者さんやご家族に

いわれるような実習である．

　そのためには，あなたは，「バイスタンダー」ではなく，スタッフの一員として患者さんやご家族に好感を持って迎えられることが理想である．また，そのような行動ができることは，重要な「コミュニケーション能力」と考える．

　まず，あなたは，患者さんの家に入るにあたり，診療用かばんを持つとよい．実際には，使わないかばんでもよい．一番大きいのを持つとよい．そうすると，家に入ったとき，患者さんや家族から見て，あなたは医療チームの一員としか見えない．「あっ，若い人が頑張ってるな」という印象になる．「手帳を持って入る」のと，「大きなかばんを持って入る」のでは，患者さんや家族の印象は全く違うのである．あなたは，好ましい存在として映る．

　家に入るときは，挨拶をするのがよい．靴はそろえて入るのがよい．廊下を歩くときは，あまり周囲を見回さず，伏し目がちに歩くのがよい．医師たちに見られたくない部屋もあることは認識しておいて欲しい．でも，見たほうがよいものもある．きれいに花を生けた花瓶とか，表彰状とか，そういうものを見ることは差し支えないし，時間が許せば見たほうがよい．そういうものを見ることで，患者さんやご家族がうれしい気持ちをもつことは多いと思う．

　家のなかで，どうしていいか分からないときは，その場に座ればよい．　患者さんは寝ている人が多いので，あなたが立っていると，患者さんは上から見られる感じがしてしまう．あなたが座ると，ベッドに寝ている患者さんの場合には，ほとんど見えなくなる．布団に寝ている患者さんからは見えるが，日本家屋の中で座っている人は目立つことはない．すると，患者さんは学生に「見られている」感じを持たないため，学生の目を気にすることなく，医師や看護師と対話できる．

　自分のかばんは自動車内に置いて行くのがよい．それから，自分のメモは患者さんの家では取らない．メモを取りたいときは，移動中に自動車のなかで書くとよい．あなたは患者さんの自宅内では，カルテを書いて欲しい．バイタルサインの記載とか，患者さんの subjective

（訴え）をカルテに記載して欲しい．つまり，自分のためにメモを取るのではなく，患者さんに役に立つことをするわけだ．また，患者さんを移動しなければならないときとか，介助が必要な時とか，力仕事が必要なときには，率先して手伝うとよい．すると，患者さんや家族は，あなたを「自分たちを助けてくれる存在」と認識する．

　そのようにして振舞うと，あなたは，患者さんやご家族に，スタッフの一員として映り，好ましい存在として見えるであろう．この実習は，患者さんとご家族に対して，好ましい印象を与えるだけではない．このように診療チームの一員として実習に参加すれば，どんな深刻な現場にも同席できる，という利点がある．これまで，私は学生の方々を非常に深刻な現場やお看取りの現場に同行したこともある．このようにスタッフの一員としてふるまう限りにおいて，支障なく，そのような深刻な現場にも同行できる．

　おそらく，患者さんやご家族は，診療の最後に，医師ばかりでなく，あなたにも感謝の言葉をかけるであろう．そういう実習をしてもらいたい．

B．学生実習の具体的方策

　上記のように，医学部学生およびその他の医療系学生に関しては，診療に同行させ，在宅医療現場を体験させる．上記でわかるように，学生が行う行動のほとんどが「非言語コミュニケーション」である．そのようなコミュニケーション手法が明確に存在し，その手法は言語化して伝え，教えることができると信じる．

　筆者は，Tシャツやジーパン，腹部の肌が露出した服装など，ふさわしくない服装や態度の学生は同行実習を許可しないことがある．やや適切でない服装と思われるときには，その服装が目立たないように，その上から白衣を着用させることもある．

　また，筆者は，法人のスタッフ用ウインドブレーカーを学生に着用させることを試みているが，本人や家族からスタッフに見える点でも，学生もスタッフに近い精神性を持てる点でも，よい方法と考えている．患

者自宅には，学生所有のかばんなどは持ち込ませない．特に華美なかばんなどを持ち込むことは有害でありうる．学生には，自宅に入るにあたり，「診療かばん」を持たせる．これにより，患者さんやご家族は，学生が自宅に入った瞬間に，学生を「傍観者」ではなく，「診療介助者」として認識できる．つまり，診療かばんを学生に持たせるのは，労力負担をしてもらうのみならず，「学生を守る」ためである．

　自宅内では，学生は「低い目線」のほうが好ましいので，可能な限り床や畳に座った姿勢で実習させる．また，学生には，自宅内では自分のメモは取らせず，カルテを書いてもらう（自分のメモを取りたいときは，「自宅内ではなく自動車の中で記載するよう」指導している）．学生には，バイタルサインや患者さん・ご家族の訴えなどをカルテに記載してもらう．また，患者さんを移動させたり動かす必要があるときには，積極的に学生に介助を行わせる．

　このことにより，患者・家族は，学生を診療介助者として認識し，多くの場合，学生に好ましい印象を持つ．そのため，学生が同一患者を再度訪れる場合には，非常に深刻な現場にも学生は同席可能となる．また，学生は明確な診療上の役割が与えられ，心理的にも楽に充実した実習を行える．

　また，学生実習終了時には，当院所定の用紙で感想文を書かせ，それをもとに，学生と，実習の体験についてディスカッションをすることにしている．

2 臨床研修

　2004年度より臨床研修が必修化され，すべての臨床を志す医師は「臨床研修」が義務付けられた．その必修内容に「地域・保健医療」研修があり，最低1か月（標準研修期間3か月）の研修が義務付けられている．このような研修にも，ぜひ在宅医は指導医として関わりたい．

　「地域・保健医療」研修の標準研修期間3か月のうち，実際には，1

表 13-1. あおぞら診療所での 1 か月の臨床研修における具体的研修内容

　1 日のうち半日は計画的な研修項目に取り組み，残りの時間に随時体験すべき項目を網羅していくことを基本パターンとする．

計画的に体験する項目（1 単位は半日の時間を表す）
訪問診療同行　　　　　　院内　　　　　　　　12 単位
患者カンファレンス参加　院内　　　　　　　　 4 単位
外来診療見学　　　　　　近隣クリニック　　　 2 単位
デイサービス　　　　　　　　　　　　　　　　 1 単位
特別養護老人ホーム　　　　　　　　　　　　　 1 単位

居宅にて随時体験する項目
新患面接と初回往診同行，看護師臨時対応への同行，病院回診，がん末期患者の副主治医としての訪問診療

体験することが望ましい項目
訪問看護，ケアマネジャー同行，訪問リハビリ，訪問入浴，ケア担当者会議同席，乳児健診，予防接種，在宅鍼灸治療，訪問薬剤管理指導，訪問歯科，在宅看取り，ホームステイ，患者家族によるお茶会

ペーパーワーク
新患サマリ作成，紹介状作成，主治医意見書，訪問看護指示書，訪問薬剤への情報提供，身体障害診断書下書き作成

発　表
職員へのレクチャー（身体所見，臨床倫理，EBM report 等第 1 ～ 3 月曜日に 15 分間）
研修総括（第 4 月曜日午後に 1 時間程度）Significant Event Analysis を含む

勤務形態
平日日中勤務のほか土日半日勤務月 2 回，数回の on call（看護師の出動に同行　夜は宿泊）

学習会・講演等
松戸在宅ケア学習会　　当院職員の講演

講義内容
在宅医療概論，プライマリ・ケア概論と「主治医」論，介護保険概論，小児在宅医療，東洋医学，在宅療養で頻度の高い病態とその対処，診療報酬制度の概要，行動変容とチーム医療，患者中心の医療と NBM，虐待問題

> **キーワード**
> 到達目標の確認と個別目標の設定
> 研修記録（全例），日々の振り返り（毎夕），週間フィードバック（週1回），ポートフォリオを作成，全職員からのフィードバック（評価），プライマリ・ケアの5要素，Five-star Doctor（WHO, 1995），問診と理学的所見の重要性，生物・心理・社会・倫理的アプローチ，医学生への指導

か月のみを地域保健医療研修に充ててくる場合が，圧倒的に多いため，私たちは1か月のプログラムを作成している．

A．指導医同行研修

研修開始時には，指導医の往診に研修医が同行し，指導医が患家で直接研修医に指導する．このような研修は，「指導医の患者対応を直接見る」意味は大きいが，研修医が自ら行う診察ほどには，研修医の体験は深くはない．何人かの指導医の自宅での診療スタイルを見ることは意味があると思う．

B．看護師同行診療

指導医同行研修の後，研修医には，指導医の受け持ち患者に対して，看護師同行で診療を行わせることがある．筆者らは，研修医の往診には必ず経験ある看護師を同行させる．

在宅医療は，外来や病棟に比べてほかの医療従事者の直接的観察が行き届かず，密室診療になりやすいがゆえに，研修医に単独で往診させない（看護師に同行してもらう）ことは重要と考える．往診同行者は，患者やその家族背景を熟知した力量ある看護師であることが望ましい．そして，研修医が判断に迷ったときにはアドバイスを与えるとともに，研修医の診療をその場でチェックする機能を看護師に期待する．

C．「臨時往診」研修

研修医の受け持ち患者でなくても，具合が悪い患者がいる場合には，

極力，その患者の診察および自宅での急性期治療を研修医に行わせる．「患者さんが急性増悪したとき，（医師が診療する前に）病状把握のために看護師に訪問してもらう」方法を取る在宅医は多い．「この事前の看護師訪問に研修医を同行させる」という考え方である．つまり，医療水準が低下することは基本的にはないと考えられる．

特に，個々の患者の事情に応じ，「大まかな治療方針の考え方」や，「入院をさせるべきか，自宅でそのまま経過を見るべきかについての判断方法」や，「家族対応」の要点をあらかじめ研修医には申し送りしておく．

入院が必要な場合，電話などで指導医と相談の上，決定するが，病院の病床確保は，研修医が行うか，必要に応じ指導医がサポートする．「紹介状作成」や「病棟医への病状連絡」などは，基本的には研修医に行わせ，研修効果を期待する．研修医が作成した紹介状やカルテは事後に指導医がチェックする．

D．指導医による研修医のサポート

病状が安定した患者を研修医が診療する場合も，指導医が当該患者につき，病状や家族の背景などについて研修医に解説してから，訪問診療に出てもらう．研修医が診療を行うときには，指導医は必ずその近隣におり，かつ携帯電話で直接研修医から相談を受け，指導できるシステムを作っておく．そして，研修医がいる患者宅に指導医が30分以内程度でかけつけることができるようにしている．

また，そのような緊急の対応が必要ない場合でも，研修医の申し送りを受けて，その診療内容に疑念がある場合には，当日または翌日に指導医が同一患者を訪れ，研修医が疑問に感じた部分について解決を与えることが望ましい．

E．副主治医として緩和ケアに従事する

現在の地域保健医療研修は1か月間のプログラムが多い．一方，一般に在宅医療においては，末期がん患者さんの予後は，1〜2か月程度であることが多い．このことから，がん患者さんに関しては積極的に研修

医に受け持ってもらう．実際には，研修開始前後に導入したがん患者さん1〜3名を，研修医に副主治医として受け持たせる．

　研修医には定期的に患者さんを診療してもらい，指導医が綿密に相談に乗りながら，在宅医療を実施してもらう．とりわけ，臨終に近い時期には，研修医には，毎日（あるいは2日に1回）診療する機会を設けるようにする．

　この研修で，研修医の全員とはいかないが，研修医は在宅医療導入から患者さんの最期までの全経過を，まがりなりにも，指導医とともに経験できる．

F．チームケアの研修

　チームケアの研修は重要である．すでに述べたように，研修医は看護師とともに往診を行うのであり，その行為そのものが「看護師と相談しながら在宅医療を進める」研修であると考えている．

　また，サービス担当者会議には積極的に同席させる．訪問看護ステーションやその他の在宅ケアの事業所，近隣の病院，市役所などを指導医が訪れる場合には，できる限り研修医を同行する．訪問看護指示書，介護支援専門員に対する情報提供書，薬剤師・歯科医師に対する情報提供書，主治医意見書などは，できる限り研修医に（指導医が綿密に指導しつつ）書かせることにしている．

<文　献>
- 和田忠志：在宅医を育てる医学教育．在宅医学，p.51〜58，メディカルレビュー社，2008．
- 川越正平，松岡角英，川畑雅照，和田忠志：君はどんな医師になりたいのか．医学書院，2002．
- 和田忠志：教育システムを包括した在宅医療．地域医療連携 実践ガイドブック，治療．2008；90（増刊号）：1345〜1352．
- 和田忠志：初期臨床研修の必須項目「地域保健・医療」における診療所プログラムと研修状況「あおぞら診療所」．プライマリ・ケア．2006；29（4）：336〜337．

あとがき

　本書は，私たちが千葉の地の「あおぞら診療所」で積んだ経験の一部である．

　私は，「ただの医者」をめざしてきたのであり，在宅医療の専門家をめざして来たのではないが，いつのまにか在宅医療を主な現場とするようになってしまった．それでも，なお，自分自身のマインドとしては，「主治医」であり，「Primary Care Physician」であり，「General Practitioner」でありたいと願ってきた．

　本来，在宅医療は，主治医が永年診てきた患者さんを，寝たきりになってもなお，自らの責任で診ていくという手法，すなわち「かかりつけ医」が，その本質だと信じている．「看取り可能な在宅医療」が本質ではなく，「主治医が蓄積した長期の信頼の上に，最期までの治療を託して頂ける」ことが本質であると考えたい．

　わが国は，強烈な少子高齢社会に歩みつつある．高齢社会の問題は，現在は序の口であり，2025年から2050年ごろが最も深刻とされる．つまり，高齢社会の問題とは，私たちが死亡するころや，今の医学生や研修医の方々が活躍するころが最も深刻なのである．出生数が少ないため高齢化が留まらないことが大きな要因である．今後は，若年人口がさらに少なくなり，あらゆる産業で生産年齢人口が減少し，医師や看護師や介護職へのなり手も少なくなる．そのなかで，この高齢社会に私たちは対決しなければならない．その厳しい社会背景の中で，在宅医療を実施する医師を確保することは極めて重要である．このシリーズが若い医師たちのささやかな手助けになれば幸いである．

　本書ができるまでには南山堂の佃和雅子氏と秋山孝子氏に多大なるご尽力を頂いた．また，改訂作業では，佃和雅子氏と伊藤毅氏に多大なるご尽力を頂いた．深く感謝したい．

2018年2月
和田忠志

索引

■欧文■

ADL 低下障害者　4
DNAR　2
DPC　36
E.K.Ross　69
Not doing, but being
　　　　　　　　63
Nursing　5
reverse mortgage　113
X線検査装置　37

■あ■

アナフィラキシーショック　20
アルコール依存　120
アンビューバッグ　21

■い■

意識障害　30
意思決定支援　52, 54
意思の乖離　64
一包化　94
イネーブラー　120
今井澄　3
医薬分業　93
医療依存度　84
医療処置　90
胃瘻カテーテル交換　38
院外処方　93
院内処方　93

インフォームド・
　コンセント　48, 49

■う■

う歯　103
膿　35

■え■

エピネフリン　20
エンパワメント　60
延命治療の放棄　50

■お■

往診　2
岡村昭彦　70

■か■

介護支援専門員　107
介護等放棄　116
介護熱心な家族による虐待　118
介護力　39, 107
外耳道　32
外来医療　1
加害者支援　122
かかりつけ薬剤師　95
学生実習　125
喀痰　35
下肢　31
家族介護　39
家族の介護方法　40
家族のケア　107

家族の構造　119
家族の構造変化　40
家族の疲弊　60
家族の歴史　43
川島孝一郎　73
がん患者　48, 53
患者の本心　48
眼底　32
上林茂暢　58
緩和ケア　45

■き■

キーパーソン　41
義歯　104
虐待　115
胸部　31
居宅サービス計画　108
筋萎縮性側索硬化症　57
緊急連絡方法　81

■く■

クリーンベンチ　97
黒岩卓夫　3

■け■

ケアプラン　108
ケアマネジャー
　　　　　　107, 108
経管栄養　13
経済的虐待　116
携帯電話　78
血圧計　29

血液　35
　　——ガス検査　37
　　——検査　37
　　——体液曝露事故　22
結膜　32
検査　35
研修医　131
現代の在宅医療　1

■こ■

後見人　112
交通事故　24
高齢者虐待防止法　115
告知　48
鼓膜　32
コンプライアンス　94

■さ■

サービス担当者会議
　　　　　　　108, 121
細菌培養検査　37
財産の管理　112
在宅患者訪問薬剤管理指
　導　95
在宅療養支援歯科診療所
　　　　　　　　　　104
在宅療養支援診療所　4
佐藤智　3
残薬　94

■し■

ジアゼパム　20
歯科医師　104
耳鏡　29
自己決定　57

自宅で可能な検査　36
自宅での動き　30
実質独居　42
死の受容　69
事務当直者　79
社会資源活用　5, 107
社会的困難ケース　110
住宅ローン　113
主任ケアマネジャー
　　　　　　　　　　110
主役　46
障害者虐待　117
　　——防止法　115
障害者福祉制度　110
紹介状　10
初回訪問　16
褥瘡　32
植物状態　2
食物と同じ清潔さ　19
初診の往診依頼　7
女性の単独訪問　26
処方権　11
処方せん情報　96
人口構成の高齢化　4
身体障害者手帳　110
身体診察　30
身体的虐待　116
心電図　37
真の依頼　10
心理的虐待　116

■す■

スコポラミン　20
鈴木荘一　3
スパゲティ症候群　2

■せ■

生活保護　111
生活福祉資金貸付制度
　　　　　　　　　　113
整形外科的診察　33
性的虐待　116
性的な被害　25
成年後見制度　112, 123
生命保険　113
聖隷三方原病院　3
舌圧子　29
せめぎあいとの対面
　　　　　　　　50, 59
セルフ・ネグレクト
　　　　　　　　　　117

■た■

退院日　12
退院前カンファレンス
　　　　　　　　　　13
第三の医療　1
対人援助職　46
大臣・事務次官モデル
　　　　　　　　　　49
ダイナスクリーン　24
高宮有介　70
多職種協働　5
食べること　103

■ち■

地域包括支援センター
　　　　107, 109, 117
チーム医療　5
中心静脈栄養　13

超音波検査　37
長期生活支援資金貸付制
　　度　111, 113
聴診器　29
直腸　33
治療契約　9
鎮痛補助薬　66

■て■
定期往診　1
定期的な医師訪問　1
定期的な検査　36
低所得世帯　113
デッドストック　99
転院問題　2
電話　77

■と■
同行研修　130
動物による被害　25
独居者　64
とりあえず始める　55

■な■
内視鏡検査　38
中井久夫　83

■に■
24時間対応　1, 74, 88
日中独居者　64
日中の診療内容　74
入院医療　1
尿　35
尿検査　37
尿道留置カテーテル　30

認知症　30, 118

■ね■
ネグレクト　116

■は■
バーチャルな告知　45
バイタルサインチェック
　　　　　　　　　30
早川一光　3
針刺し事故　22
パルスオキシメーター
　　　　　　　　　29
ハンマー　29

■ひ■
非がん患者　53
鼻腔　32
鼻出血　32
皮膚　33
病院連携　80
平原佐斗司　67

■ふ■
ファーストコール
　　　　　　　76, 80
福祉事務所　111
複数医師　33
服装　15
腹部　31
服薬カレンダー　94
浮腫　32
舞台裏の支援者　46

■へ■
便　35

■ほ■
訪問看護　84, 85
　——ステーション　83
　——ステーション選定
　　　　　　　　　12
訪問診療　2
訪問薬剤指導　95
訪問リハビリテーション
　　　　　　　　　84
暴力　25
ホームヘルパー　100
保険医療機関及び保険医
　　療養担当規則　93
ホスピス　3, 68

■ま■
増子忠道　3
麻薬　65, 98

■め■
面分業　93

■も■
モルヒネ　66
問診　30

■や■
夜間呼び出し　74
夜間臨時対応　74
薬局連携　93

よ

腰痛　25
予測する　74
予測を語る　62

ら

ライト　29

り

リバース・モーゲージ　113
療養担当規則　93
臨時往診　2
臨床研修　125

る

留守番電話　78

れ

連携カンファレンス　89

ろ

老衰に対する受容　61
労働安全　25

わ

脇役　46

―― 著者略歴 ――
和田忠志
　高知県出身
　1990 年　東京医科歯科大学卒業
　1999 年　千葉県松戸市にあおぞら診療所開設
　2009 年　高知県高知市にあおぞら診療所高知潮江開設
　2012 年　いらはら診療所在宅医療部長
　2013 年　国立長寿医療研究センター在宅連携医療部医師
　　　　　併任

在宅医療の技とこころ
在宅医療　臨床入門　　　　　　　　　　　　　Ⓒ 2018
　　　　　　　　　　定価（本体 2,200 円＋税）
2009 年 5 月 1 日　1 版 1 刷
2012 年 6 月 20 日　　2 刷
2018 年 4 月 15 日　2 版 1 刷

　　　著　者　和　田　忠　志
　　　発行者　株式会社　南　山　堂
　　　　　　　代表者　鈴　木　幹　太

〒 113-0034　東京都文京区湯島 4 丁目 1-11
TEL 編集(03)5689-7850・営業(03)5689-7855
振替口座　00110-5-6338

ISBN 978-4-525-20882-0　　　　　　Printed in Japan

本書を無断で複写複製することは，著作者および出版社の権利の侵害となります．
JCOPY　<(社)出版者著作権管理機構　委託出版物>
本書の無断複写は著作権法上での例外を除き禁じられています．複写される場合は，
そのつど事前に，(社)出版者著作権管理機構(電話 03-3513-6969, FAX 03-3513-6979,
e-mail: info@jcopy.or.jp)の許諾を得てください．

スキャン，デジタルデータ化などの複製行為を無断で行うことは，著作権法上での
限られた例外（私的使用のための複製など）を除き禁じられています．業務目的での
複製行為は使用範囲が内部的であっても違法となり，また私的使用のためであっても
代行業者等の第三者に依頼して複製行為を行うことは違法となります．

在宅医療の技とこころ　好評発売中！

在宅医療 臨床入門 [改訂2版]
和田 忠志 著　　◎A5判 137頁　◎定価（本体2,200円＋税）

チャレンジ！ 在宅がん緩和ケア [改訂2版]
平原 佐斗司・茅根 義和 編著　　◎A5判 289頁　◎定価（本体3,600円＋税）

在宅栄養管理 ―経口から胃瘻・経静脈栄養まで― [改訂2版]
小野沢 滋 編著　　◎A5判 273頁　◎定価（本体3,600円＋税）

在宅で褥瘡に出会ったら [改訂2版]
鈴木 央 編著　　◎A5判 187頁　◎定価（本体3,000円＋税）

認知症の方の在宅医療 [改訂2版]
苛原 実 編著　　◎A5判 243頁　◎定価（本体3,400円＋税）

"口から食べる"を支える　在宅でみる摂食・嚥下障害, 口腔ケア
新田 國夫 編著　　◎A5判 182頁　◎定価（本体3,000円＋税）

チャレンジ！ 非がん疾患の緩和ケア
平原 佐斗司 編著　　◎A5判 234頁　◎定価（本体3,400円＋税）

リハビリテーションとしての在宅医療
藤井博之・山口 明・田中久美子 編著　　◎A5判 213頁　◎定価（本体3,200円＋税）

在宅薬剤管理入門　コミュニティ・ファーマシストの真髄を求めて
和田 忠志・川添 哲嗣 監修　　◎A5判 241頁　◎定価（本体3,000円＋税）

骨・関節疾患の在宅医療
苛原 実 編著　　◎A5判 230頁　◎定価（本体3,500円＋税）

小児の訪問診療も始めるための29のポイント
前田浩利・田邊幸子 編著　　◎A5判 244頁　◎定価（本体3,400円＋税）

詳しい内容については, 弊社ホームページをご覧ください. http://www.nanzando.com/